時間×食事で
賢い子が育つ!

簡単・最強子育て

古谷彰子
FURUTANI AKIKO

幻冬舎MC

「時間」×「食事」で賢い子が育つ！

簡単・最強子育て

はじめに

忙し過ぎる母親が増えています。

共働きが当たり前になった現在、ゆったりとした気持ちで子育てをできる人というのは、ほとんどいなくなりました。早起きをして子どもを保育園に送り出し、お迎えの時間に間に合うようになんとか仕事を終わらせ、お迎えに走る。そして家に帰れば、夕飯の支度や子どものお風呂、学校の宿題に忙殺され、座るひまもありません。育児だけでなく、仕事や家事をこなさなければならない母親の毎日は、まるで戦場のようです。

共働き世帯も年々増えています。「国民生活基礎調査の概況（平成30年度）」（厚生労働省）によれば、子どものいる世帯における母の「仕事あり」の割合は、２００４年に56・７％だったのが、２０１８年には72・２％まで大幅に増加しています。これはおよそ４人に３人は、正規・非正規にかかわらず、なんらかの仕事に携わっているということです。そして「仕事なし」の割合は、子どもの年齢が上がるにつれてどんどん下がっていきます。

「働く母親」が当たり前になったといっても、母親の家事負担は相変わらず重いままです。コロナ禍に家で働いていたママたちのなかでも「夫は部屋にこもって働いているのに、私は子どもの面倒を見ながら仕事をしなければならない」という不満の声が聞こえてきました。共働き世帯が増えているといっても、その負担はどうしても女性にかかってくることがまだまだ多いのが現状です。

このような忙しさに拍車をかけているのが、子どもたちの習い事や塾通いです。平日に習い事に通わせることができない親御さんには、週末に塾や習い事の「はしご」をする方も少なくありません。朝から野球の当番で出掛けたり、午前中はピアノ、午後は水泳と子どもを自転車の後ろに乗せて、1日走り回るなんてことも、珍しいことではありません。このような習い事の待合室では、疲れ果てた母親が仮眠を取っていたり、はたまたノートパソコンを持ち込んで仕事をしているといった風景も見られます。「週末のほうが忙しい」という親御さんが多いのは、このような事情があるからです。

オンラインの習い事が当たり前になってきたことで、状況が楽になったかといえば、そうではありません。これがさらに忙しさに拍車をかけています。「これなら平日の夜でも習い事ができる」というわけです。通えないからと諦めていた英会話やプログラミングのクラスに参加できるようになったと、うれしい反面、それはそれでまた夜、自分の時間が削られていることでしょう。

これだけ頑張っている皆さん。果たしてその成果は出ているでしょうか？　私たち親は「よかれ」と思い、子どもの教育に時間とお金をつぎ込んでいます。しかし、その効果が出ているかどうかは、大いに疑問が残るところです。なぜならその「足元」が、このような忙しい毎日のなかで、崩れてきているからです。食事の時間や睡眠の時間を親子ともに犠牲とし、疲れの取れないまま日々が過ぎていく……という親子も多いのです。どんなにいい教育を受けさせても、疲れ切ってぼんやりした頭では、十分にその内容を吸収することはできません。

私は、食事と時間の関係に関わる「時間栄養学」という分野を専門に研究しています。早稲田大学や愛国学園短期大学で「時間」という観点から、医学・栄養学・調理学に関して研究を続けながら、管理栄養士として、アスリートフードやスキンケアのアドバイスも行っています。これらのベースとなっているのが、体がもっている時計「体内時計」に基づいた「時間栄養学」です。これは簡単にいえば、

「いつ、何を食べるか」

に関する学問です。同じものを食べても、食べる時間帯によって、栄養になったり、脂肪になったりします。私たちは「何を食べるか」にとらわれがちですが、実は「いつ食べるか」が非常に重要なのです。例えば朝食を抜くと成績が落ちたり、おやつを食べたほうが太りにくくなったりすることも、この時間栄養学から分かってきたことの一つです。

私たちの体は、私たちが考える以上に時間に左右されています。社会的な24時間だけでなく、私たちの体がもっている時間のリズムに目を向けると、お子さんへの投資に見合うだけの効果も得られるようになるはずです。「いつ、何を食べるか」を少し

変えるだけで、乱れた生活リズムを整え、脳と体のパフォーマンスを最大化できるようになります。子どもの学力に大きなプラスとなるだけでなく、生涯にわたって心身ともに健康的に活動できる子に育てることができます。

本書では、私が時間栄養学を通じて研究してきた、子どもの学力や体力を最大化する食事の取り方、それを簡単に生活のなかに取り入れていく方法について、実際に行った栄養指導で効果が表れたものを基に解説していきます。「体内時計」や「時間栄養学」になじみがない方がほとんどだと思いますので、なるべく分かりやすく、例を挙げて説明していきます。また、難しい内容を忘れてしまったとしても、「時間栄養学的食事」を実践できるように、第３章ではレシピもご紹介しました。

私自身、子育てしながら研究を続ける身であるため、ご紹介するレシピは簡単なものばかり。また食育もかねて、お子さんが参加できるレシピも多数ご紹介しています。小さい頃の食事の手伝いというのは、母親の手間ばかり増えるものですが、やり方を工夫すれば小さなお子さんをかなりの「戦力」にすることができます。また、小さな頃から台所に立つことで、ある日突然、自分で作りだすようになるものです。わが家では、娘が１歳半になった頃、朝ご飯を自分で食べてくれるように、４歳になると一人でご飯の用意ができるようになりました。そんなちょっとした工夫もお伝えしていきます。

子どもが、健康で賢く育つための土台をつくってくれる「時間栄養学」は、難しいものではありません。本書のほんの少しのルールを実践するだけで、お子さんが朝食をちゃんと食べるようになり、夜は早く寝てくれるような生活習慣の土台をつくることができます。子育ては育児書どおりにはいきませんし、雑誌に出てくるようなすてきなママは夢のまた夢。しかし、子どもの体内時計に視点を変えて子育てをしていけば、子育ては今よりちょっと楽になるはずです。

本書を通じて皆さんの子育てが少しでも楽になれば、とてもうれしく思います。時間栄養学のレシピでお子さんがどれくらい変わったか、皆さんのご報告を今から楽しみにしています。

２０２０年11月　古谷彰子

目次

第2章

子どもの能力を伸ばすカギは「いつ」「何を」食べさせるかにあった！

第3章

忙しいママでもすぐできる！賢い子を育てる簡単・最強レシピ

第4章
栄養や成長に関するデータや情報を使いこなそう

第5章

食事の効果を最大化して子どもの豊かな未来を育もう

＊本文に事例として掲載された人物の名前は仮名としています。

第1章

子どものための塾や習い事。本当に効果は出ていますか？

忙し過ぎる毎日。
朝食を作る時間がない！

朝一番に子どもを保育園に預け、通勤電車に乗って会社に向かい、仕事をなんとか終え、お迎えの時間に間に合うようにダッシュして保育園へ。スーパーに寄って買い物をして夕飯を作り、子どもに食べさせ、お風呂に入れた頃にはもう体力も限界……。子どもを寝かしつけながら寝落ちしてしまう。そして気がつけば朝！　朝食がわりの菓子パンをバギーに座った子どもの手に握らせて、化粧もそこそこに慌てて家を出る。

このような生活のなかで子育てをするのがどれだけ大変か、本当によく分かります。とにかく時間がない。そして体力もない。きょうだいがいればなおさらです。保育園の準備をして、送り出すのが精一杯という方も多いことでしょう。

実際に、朝食を作るのが大変という方は多く、朝バギーに乗りながら何かを食べているお子さんをよく見かけます。そうでなくても「朝ご飯は野菜ジュースだけ」「お菓子になっちゃう」といった話もよく耳にします。「保育園で栄養満点の昼食を食べているから大丈夫」と安心している方も多いようです。

しかし、実は朝食には栄養以上の意味があるということが、最近の研究で明らかになってきました。それは「体内時計のリセット」という役割です。体内時計については、62ページで詳しくご説明しますが、簡単にいえば私たちの体のリズムをつくりだしてくれる、体内に内蔵された時計です。朝食を食べないと、この時計が狂ってしまいます。すると、あらゆるところに不調が出てくるようになります。そしてこれは子どもだけの話ではありません。もちろん大人も同じです。

「国民健康・栄養調査（平成28年度）」（厚生労働省）によると、男女ともに7％以上の就学前児童が朝食をまともに食べていません。最近は子ども用サプリが販売されていることもあり、サプリを朝食がわりにしている家庭もあります。小中学生でも何も食べていなかったり、お菓子を朝食がわりにしている子が一定数います。親世代の欠食率の高さを考えると、親子ともに朝食を取らない家庭が一定数あると考えてよさそうです。忙しい毎日のなかで、朝食を用意できない家庭があるのです。

朝食を取らないことで体内時計がリセットされなければ、大人も子どもも、やる気が出ない、体調が優れない、眠れないといった心と体の不調に悩まされるようになります。お子さんが食べてくれない、寝てくれないという悩みがあるなら、それはお子さんの体内時計が狂っている可能性があるのです。

本書は1日の食事を工夫することで、体内時計を理想的に動かすことを目指します。お子さんがちゃんと食べない、早く寝ない、なかなか起きないといった悩みも、食事で解決していきます。睡眠の悩みは、食事で解決するのが実はいちばんの近道なのです。夜泣きや夜寝ないといった悩みも、体内時計をリセットできる体を作ることができれば、解決していきます。

図表1　朝食の欠食率

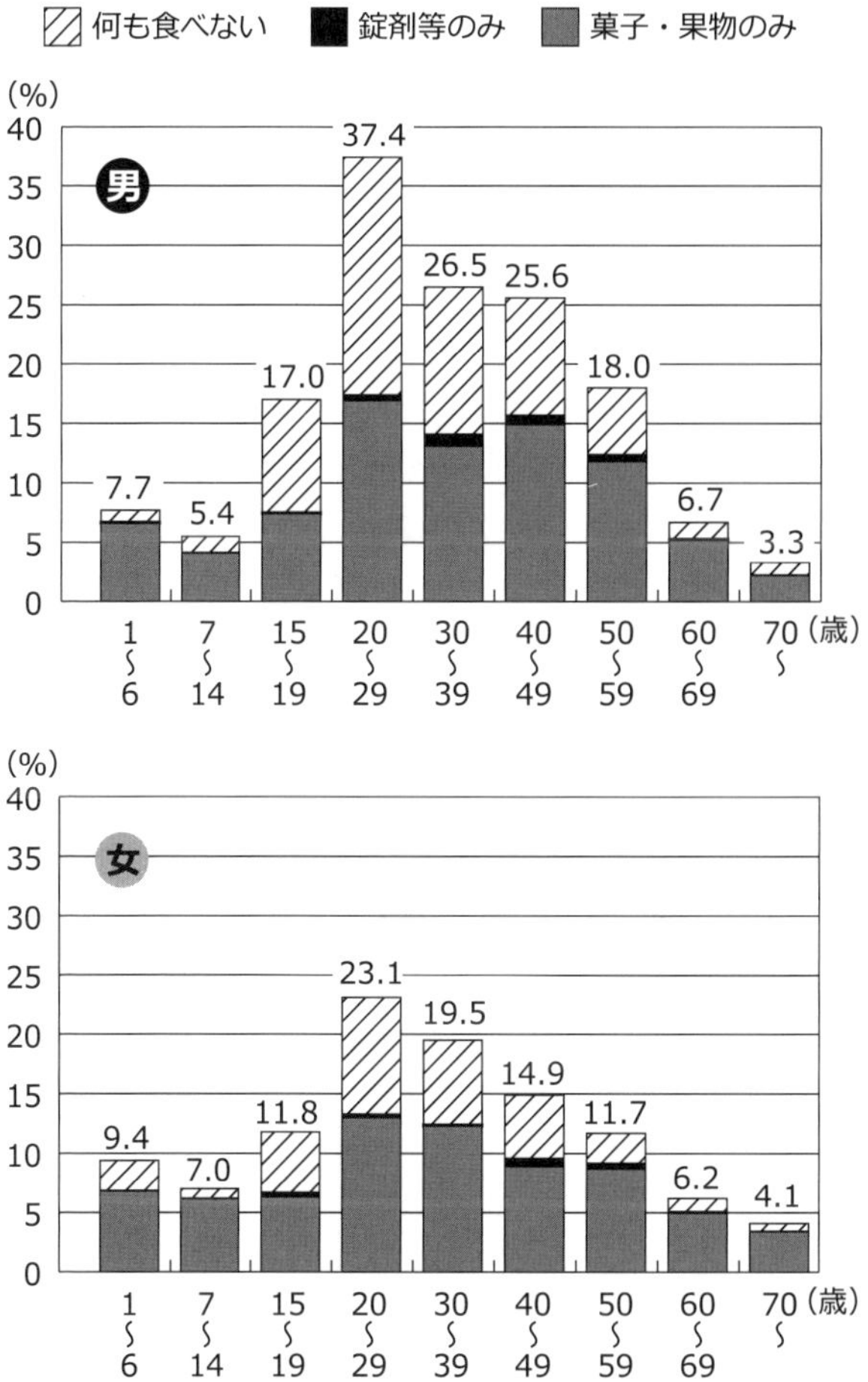

出典：厚生労働省「国民健康・栄養調査」（平成28年度）

朝食を食べない子は、成績が悪い

お子さんの理想的な体内時計をつくるために、いちばん大切なのが朝食です。

まず、朝食は脳の栄養になります。そしてそれだけでなく、子どもの体力にも影響を及ぼします。

まず朝食の影響がどれほど大きいか、実際の調査結果で確認していきましょう。文部科学省が行った「全国学力・学習状況調査」（平成30〈２０１８〉年度）によれば、朝食の摂取を「全くしていない」という子は、「している」という子に比べて、大きく差をつけられていることが分かります。また、目を引くのが「している」子と、「どちらかといえば、している」という子の差が大きいことです。これは、規則的な生活ができている子とそうでない子では、体力・運動能力にこれだけの差が出てしま

図表2　朝食摂取と学力調査の平均正答率の関係

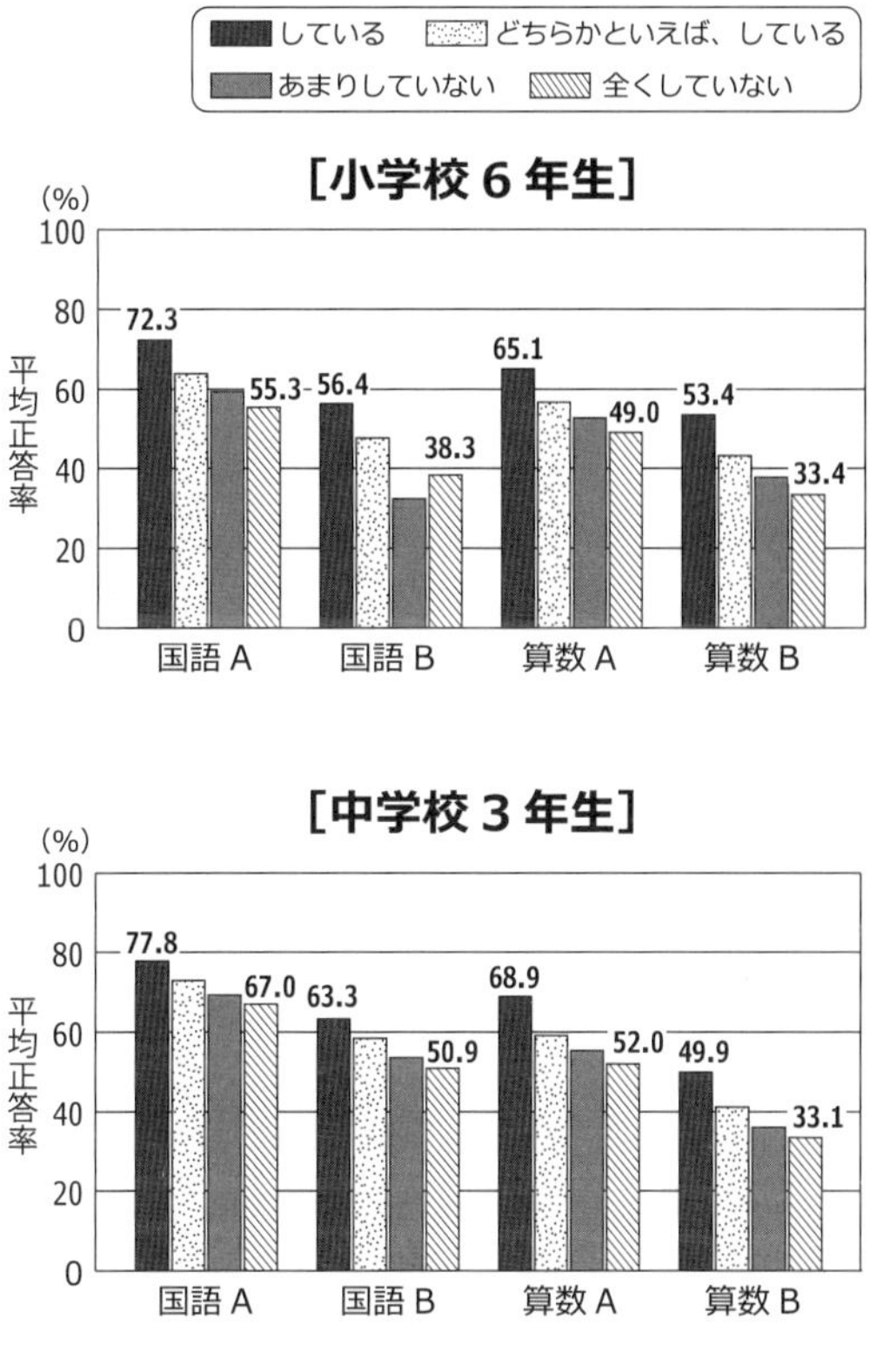

出典：文部科学省「全国学力・学習状況調査」(平成30〈2018〉年度)

- 朝食を食べないことがある小学校6年生は15.2％、中学校3年生は20.2％
- 毎日朝食を食べる子どもほど、学力調査の平均正答率が高い傾向うということを示しています。習慣の力は、私たちが思っている以上に大きいのです。

スポーツ庁「全国体力・運動能力、運動習慣等調査」（平成30〈２０１８〉年度）を見ても、朝食を「毎日食べる」子は、「食べない」という子に比べて、体力テストの点数が高いことが分かります。もともと高い運動能力をもっていたとしても、朝食を取らなければ、点数が悪くなる可能性があるのです。

これらの調査から分かることは、「習慣的に朝食を取れば、学力、体力双方にプラスの影響がある」ということです。勉強を頑張らせる前に、親が毎日朝食を食べさせることで、子どもの成績を伸ばす支えになるということなのです。

図表3　朝食摂取と新体力テストの関係

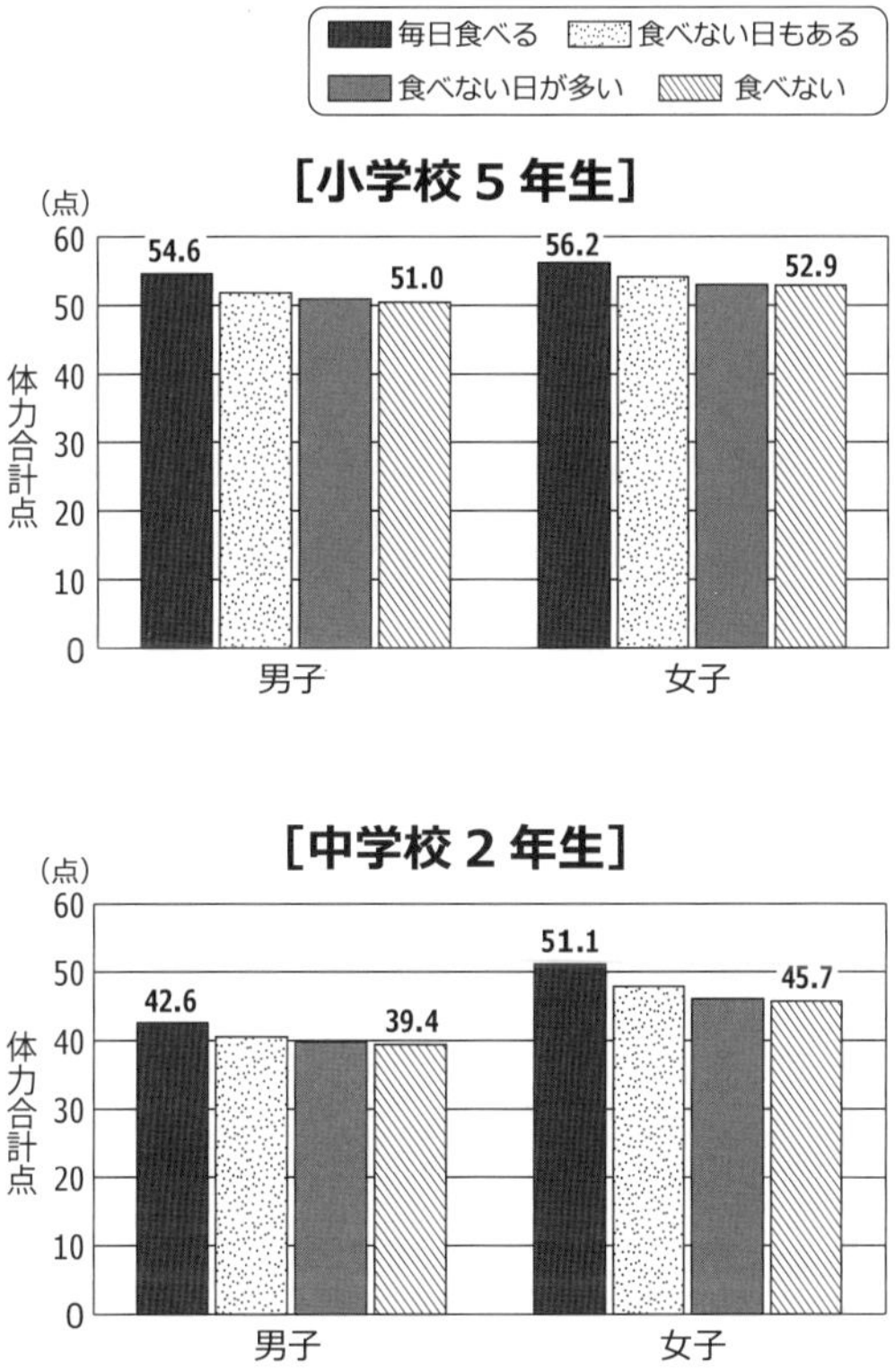

出典：スポーツ庁「全国体力・運動能力、運動習慣等調査」（平成30〈2018〉年度）

●毎日朝食を食べる子どもほど、体力合計点が高い傾向

朝食が脳の栄養になる仕組みとは？

では朝食がどのように脳の栄養になるのか、その仕組みを見ていきましょう。

脳は炭水化物が分解された形である「グルコース」を栄養素の一つとして活動しています。そのため、朝食、特に炭水化物を摂取しないと、グルコースが届かず、脳は栄養素不足となります。そして栄養素が脳に届くまでには、ある一定の時間が必要です。例えば水であれば、胃が空っぽなら30分ほどで腸に届きます。しかし、しっかりと1食食べると、その食物が胃で消化されグルコースとなり、それが腸から血管に吸収されて脳に届くまでには、2時間～3時間かかります。もし油が多いものをたくさん食べれば、胃での消化に時間がかかり食べ物が胃に残留する時間が長くなりますから、余計に時間がかかります（この胃に食物がずっと残っている状態がいわゆる「胃もたれ」です）。

朝食で取った炭水化物が、分解されてグルコースとなり、脳の栄養素として使われるためには、勉強の最低2時間、できれば3時間前に朝食を取るといいのです。よく、入試のアドバイスとして「受験前は朝型にしましょう」といわれますが、これは栄養学からいっても正解です。テストが9時からであれば、開始の3時間前、つまり6時頃に朝食を食べるのがベスト。そうすれば9時には、その日の朝食が脳のエネルギーとして使えるからです。

このように脳が働くためには、グルコースという栄養素が届いた状態が必要なわけです。毎日きちんと朝食を取る習慣がある子どもは、常に脳で栄養が取れた状態で、保育園であれ、幼稚園であれ、小学校であれ、午前中の活動をしていることになります。一方、朝食を取る習慣がないと、子どもたちは午前中の活動を、栄養素不足の脳で行わなければなりません。これが毎日のこととなれば、同じ能力をもっていた子であっても、大きく差が開いてしまうことでしょう。

これは国際的な調査でも明らかです。朝食と成績の相関を見ると、どの教科においても、朝食を「必ず取る」と「まったく、または、ほとんど取らない」子どもにおいて大きな差があることが分かります。特にそれは小学生のうちに顕著です。またここでも、体力での調査と同じように、朝食を毎日食べる子と食べない日がある子で、差が出ています。朝食を必ず取る習慣がある子は、体力・運動能力だけでなく、勉強でもほかの子に大きく差をつけていることになります。

もう一つ、記憶力に関しての調査も見ておきましょう。これは大人を対象にしたテストですが、子どもでも基本的に同じことが起きていると考えられます。

「朝食を食べている」人と「朝食を食べていない」人の記憶力調査では、いずれも食べている人のほうが良い成績を残しています。この「空間記憶」というテストは、絵などをぱっと見せて、どこに何があったかを当てるテストです。もう一つの「単語想起」というのは、連想ゲームのようなもので、例えば「面白い」という単語から連想される単語を探します。このような瞬時の記憶力や連想力が求められるテストで、朝食を食べている人のほうが、回答にかかるまでの時間が短いことが分かります。

このように考えると、子どもの成績を上げるためにまず親ができることは、「朝食

図表４　朝食と成績の相関

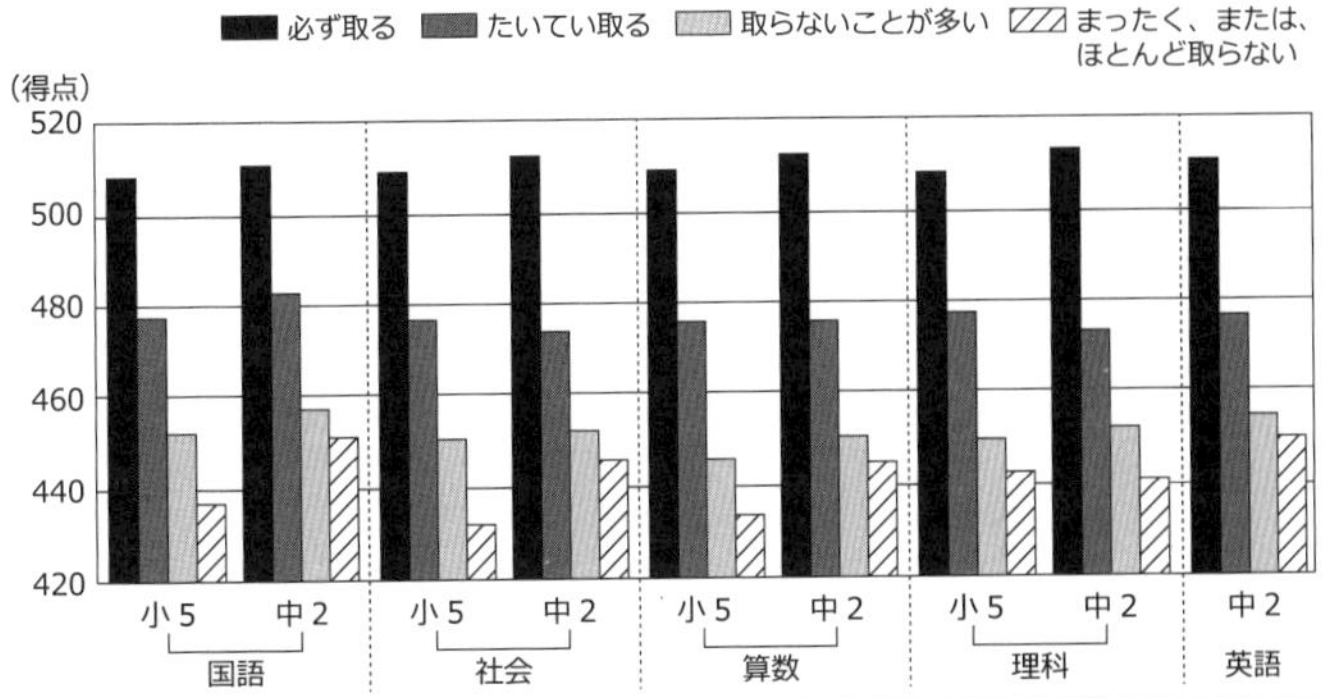

出典：国際的な食と学業成績の論文集 J Am Diet Assoc 105: 743-760（2005）

図表５　朝食と記憶力の関係

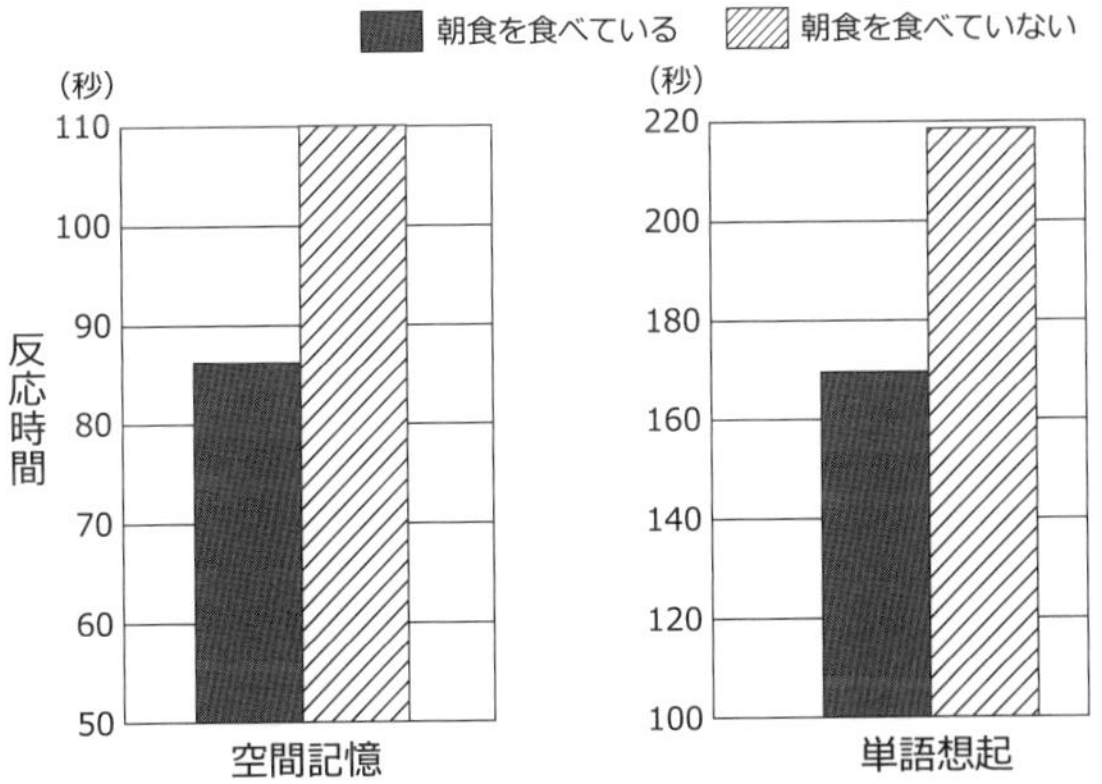

（対象：平均年齢 21.3 歳の男女、n ＝33）

出典：David Benton and Pearl Y Parker, Breakfast, blood glucose, and cognition, American Journal of Clinical Nutrition 1998

を食べさせる」ことだと分かります。「成績が悪いから塾へ」と考える前に、しっかり朝食が取れているか、もう一度見直してみましょう。

これは、土日も同じです。習い事でもっと成果を出したいと望むなら、平日と同じようにきちんと朝食を取ることが大切です。朝食を食べると、私たちの体温は上昇します。それで体が動き、活動的になります。もし「習い事に間に合わない！」と朝食もそこそこに家を出るとしたら、それこそ本末転倒。疲労を蓄積させるだけで、体力と運動能力の向上にはつながりそうにありません。せっかくの習い事の効果を最大限に発揮するためには、その前に、朝食をしっかり取り、体温を上げることが求められるのです。

また最初にお伝えしたように、朝食の効果は「脳の栄養」だけにとどまりません。「体内時計をリセットする」というもう一つの役割があります。これについては、第２章で詳しくご説明しますが、まずは難しいことを考えずに、「知力・体力をアップさせるために、朝食が必要」ということを覚えておいてください。忙しいママのために、簡単で脳に効く朝ご飯は１１６ページからご紹介しています。

忙しい日本の子どもは夜更かしをしがち。夜型の生活が続き、睡眠不足に

世界の乳幼児と比べると、日本の乳幼児は寝るのが非常に遅いということが分かっています。Ｐ＆Ｇが０歳～36カ月の子どもに、パンパース赤ちゃん研究所が０歳～48カ月の子どもに行った調査では、フランスの子どもの84％が22時前には寝ているのに対して、日本では53・２％の子どもしか22時前に寝ることができていませんでした。言い換えれば、日本ではおよそ半数の乳幼児が、22時以降に就寝しているということです。ドイツやイギリス、スウェーデンと比べても、日本の子どもたちの就寝時間がとても遅いということが分かります。19時前に寝ている子は、ほんの１・３％しかいないのです。

なぜ日本の子どもは、こんなに宵っ張りになっているのでしょうか。

一つには、父親の就寝時刻が遅いということがあります。仕事から帰ってきて、かわいいわが子と接する時間を取ると、自然と夜10時過ぎになってしまう方が多いのです。夫と2歳の娘りさちゃんと3人暮らしの村田あおいさんもその一人。あおいさんは、こんなふうにこぼしていました。「うちの夫は、子どもの相手をよくしてくれるのですが、仕事から帰るのは毎日9時過ぎ。それから一緒にお風呂に入ったり遊んだりするので、りさが寝るのはどうしても10時過ぎになってしまうんです」

文科省が行った「平成30年度 家庭教育の総合的推進に関する調査研究」において、2752人の有効回答(学生も含む)を得た調査では、男性の平日の帰宅時刻が遅いことを浮き彫りにしています。午後8時より前に帰宅できる男性は、58・6%。約半数の男性が、午後8時以降に帰宅をしています。そして約20%の男性は午後9時以降。このような父親の帰宅に合わせて子どもの就寝時刻が後ろ倒しになれば、それだけ子どもの睡眠時間は削られることになります。小さなお子さんは時計を把握することはできませんから、自分の体のリズムがすなわちその子の時計になります。大人の男性と同じような夜型の生活をしていると、生活リズムは簡単に狂ってしまいますから注意が必要です。

図表６　乳幼児が寝る時間の国際比較

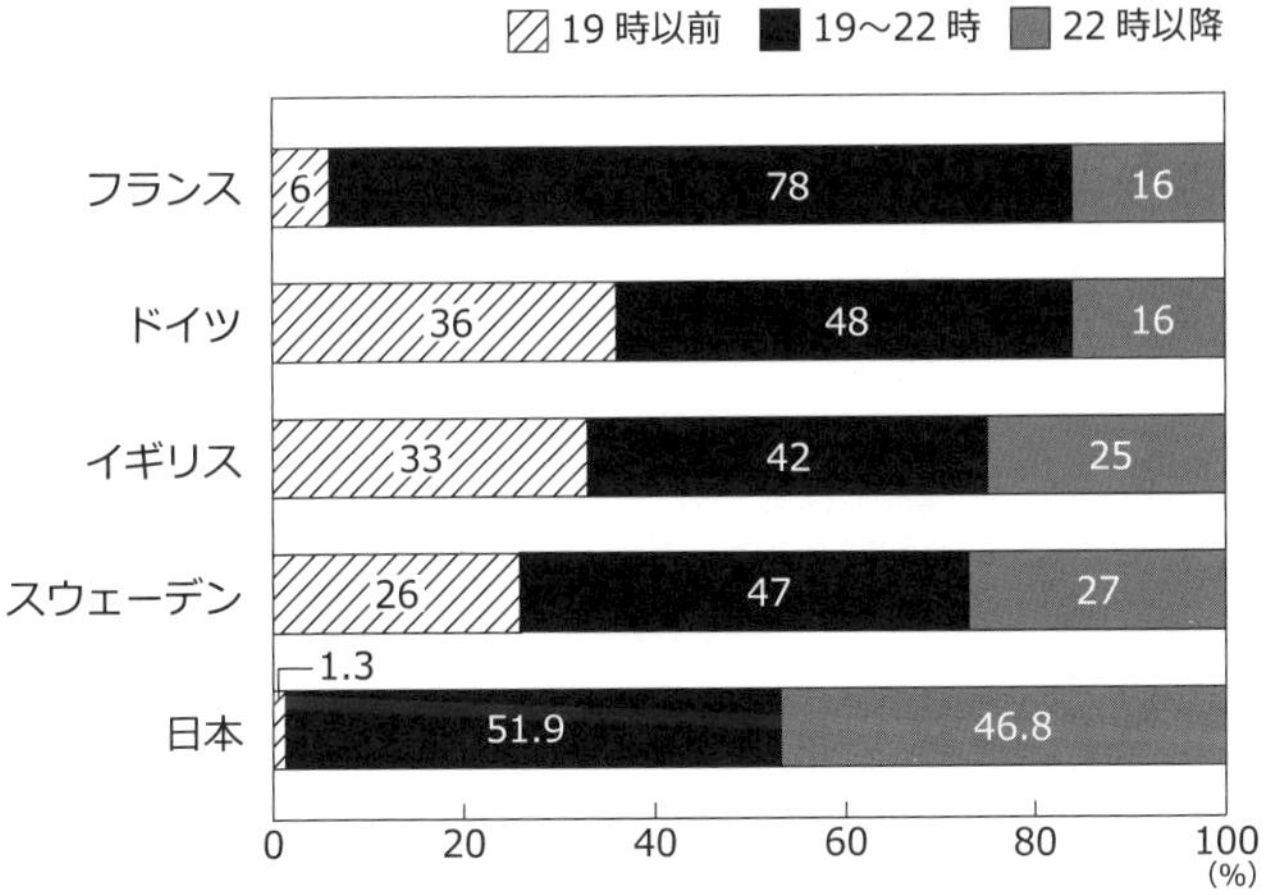

出典：P&G Pampers.com 調査／2004年3-4月実施、対象０～36カ月の子ども
パンパース赤ちゃん研究所調べ／2004年12月実施、対象０～48カ月の子ども

図表７　平日の帰宅時刻

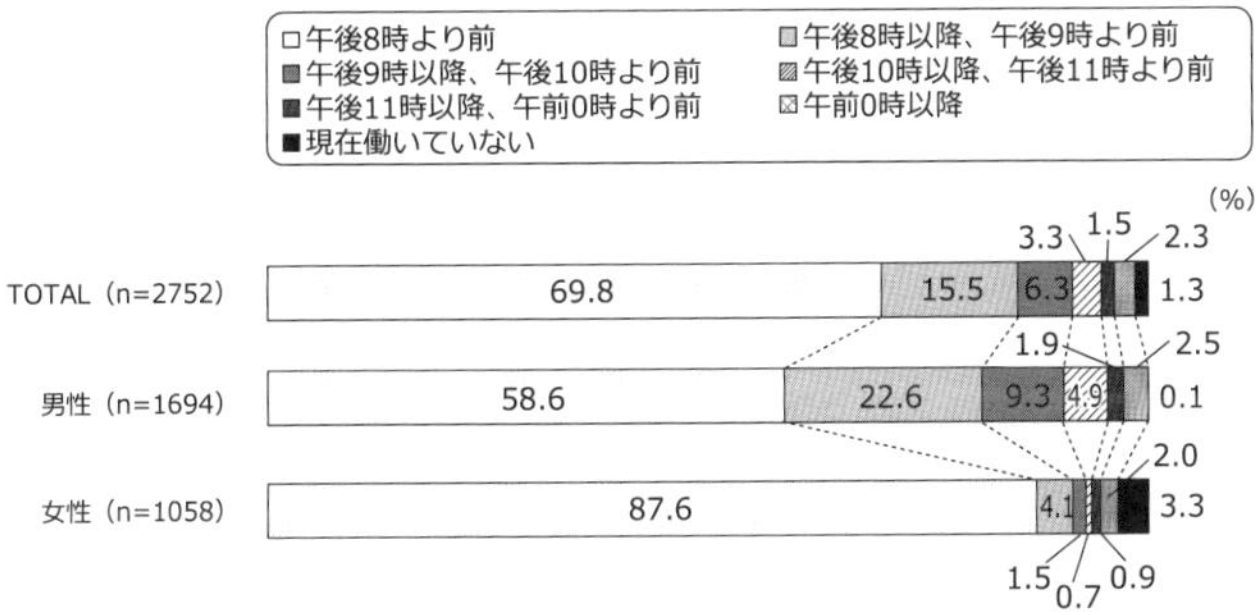

出典：文部科学省委託調査「平成30年度 家庭教育の総合的推進に関する調査研究」

睡眠時間が足りない、忙し過ぎる日本のママ

母親の睡眠時間が短いということも、日本の乳幼児の睡眠時間が短くなるもう一つの理由です。先ほどの村田あおいさんもその一人。あおいさん自身は仕事があるため、朝6時には起きて朝食を準備し、7時30分には娘のりさちゃんと家を出て保育園に向かいます。そのため、りさちゃんも6時30分頃には起きなければならないのです。朝早く起きて、保育園に行く準備をしたり、ほかのきょうだいを学校に送り出さなければならない日本のママたちは早起きで、それが子どもの睡眠時間にも影響しています。このような大人の生活に引っ張られて、日本の子どもたちは寝るのが遅くなるだけでなく、睡眠時間も削られがちになっているのが現状です。

国際的な睡眠の調査を見ても、日本人の睡眠時間はとても短いことが分かります。

ＯＥＣＤ（経済協力開発機構）が33カ国（加盟国＋中国、インド、南アフリカ）を対象に行った調査では、日本人の睡眠時間が最も短いことが分かりました。調査を行った各国で、男性が一様に女性より睡眠時間が短いのと比較し、日本では女性の睡眠時間のほうが短いのも特徴の一つです。女性の睡眠時間が調査したなかで最長だった南アフリカの９時間16分と比べると、睡眠時間の差は２時間１分です。このような母親の短い睡眠時間が、親の生活リズムに引っ張られてお子さんの短い睡眠時間につながっているかもしれません。

これには文化的な違いも影響しています。日本の「川の字文化」に見られるように、私たち日本人は「家族一緒に」という意識を強くもっています。ですから寝るのも家族一緒ということに、あまり深い疑問を抱いていない可能性があります。

このあたりの感覚は、国が違えば大きく変わります。例えばアメリカでは、夫婦の時間と子どもの時間を明確に切り分けています。赤ちゃんが生まれる前からnursery（ナーサリー）と呼ばれる赤ちゃん専用の部屋を用意し、そこにベビーベッドを置きます。そして赤ちゃんは生まれてから、ずっとそのベッドで一人で寝ます。添い寝をすることはありません。3カ月ほどが過ぎれば、たとえ泣いたとしてもそのまま寝かせておく人が多いのです。「泣いてもママは来ない」ということが分かると、赤ちゃんも夜泣きをしなくなります。夜泣きに1年悩まされる、などということは基本的にはないのです。親は赤ちゃんや子どもを寝かしつけると、そのあとの時間を夫婦でゆったり過ごします。家族の時間と夫婦の時間を分けて考えているのです。夫婦の寝室に、子どもは立ち入り禁止という家庭もあるくらいですから、徹底しています。このように時間も場所も大人と子どもは別、という感覚が強いのです。

　また、欧米では家の照明が全体的に暗いということも、早く寝ることに貢献しているかもしれません。欧米の家庭では、間接照明が基本です。そのため、夜は「雰囲気の良いレストラン」くらいの明るさしかありません。日本人にはとても暗く感じます。

　一方日本の家には、どこでも天井に蛍光灯が付いています。そのため、夜遅くても非常に明るい。それだけでなく、テレビやスマホによって、寝る直前まで強い光を浴びている子も多いのです。このような生活環境の違いが、子どもの夜更かしにつながっている可能性もあります。

図表8 「睡眠時間が短い国」トップ10

●女性

1位	日本	7時間15分
2位	韓国	7時間51分
3位	スウェーデン	8時間03分
4位	デンマーク	8時間16分
5位	ギリシャ	8時間18分
6位	メキシコ	8時間20分
7位	アイルランド	8時間20分
8位	ノルウェー	8時間21分
9位	オーストリア	8時間21分
10位	ドイツ	8時間22分

●男性

1位	日本	7時間28分
2位	韓国	7時間51分
3位	デンマーク	7時間59分
4位	アイルランド	8時間01分
5位	スウェーデン	8時間02分
6位	ノルウェー	8時間04分
7位	ドイツ	8時間13分
8位	オーストリア	8時間15分
9位	オランダ	8時間16分
10位	メキシコ	8時間16分

出典："Social Protection and Well-being : Time Use" OECDデータベース

眠気を評価する方法

睡眠不足を感じている方は普段の生活で、強い眠気に襲われることはないか、少し注意が必要です。眠気を評価するためには、次のような質問票を使います。これは、小学校低学年では、先生や親が説明しながら○をつけてもらう形で使用し、小学校高学年以降の子どもについては自分で記入をします。未就学児や小学校の低学年だと、眠気とそれ以外の状態、例えば「疲れ」や「退屈」をごちゃまぜにしてしまうことがあるため、難しさがありますので、睡眠時間を記録する「睡眠表」をつけるのがおすすめです。何時間寝ればスッキリ起きることができるか、お昼寝が必要かなどが分かります。

図表９　子どもの日中眠気尺度

下に書いてある質問の答えを１つだけ選んで、○をつけてください。
できるだけ正直に答えてください：

1. 授業中、眠くなったり、寝てしまうことは、ありますか？
(4) いつもある　(3) よくある　(2) ときどきある　(1) あまりない
(0) ぜんぜんない
2. 宿題をしているとき、眠くなったり、うとうとすることは、ありますか？
(4) いつもある　(3) よくある　(2) ときどきある　(1) あまりない
(0) ぜんぜんない
3. 一日のうちほとんどの時間、しっかり目覚めていますか？
(0) いつも、しっかり目覚めている
(1) ほとんどいつも、しっかり目覚めている
(2) ときどき、しっかり目覚めている
(3) しっかり目覚めていることは、あまりない
(4) しっかり目覚めていることは、ぜんぜんない
4. 昼間、疲れたり、イライラしたりすることは、ありますか？
(4) いつもある　(3) よくある　(2) ときどきある　(1) あまりない
(0) ぜんぜんない
5. 朝、ふとん（ベッド）からなかなか出られないことは、ありますか？
(4) いつもある　(3) よくある　(2) ときどきある　(1) あまりない
(0) ぜんぜんない
6. 朝、いちど目が覚めてから、また寝てしまうことは、ありますか？
(4) とてもよくある　(3) よくある　(2) ときどきある　(1) あまりない
(0) ぜんぜんない
7. 朝、誰かに起こしてもらわないと起きられないことは、ありますか？
(4) いつもある　(3) よくある　(2) ときどきある　(1) あまりない
(0) ぜんぜんない
8. 寝足りないと思うことは、ありますか？
(4) とてもよくある　(3) よくある　(2) ときどきある　(1) あまりない
(0) ぜんぜんない

回答方法：8 項目の質問に対して、当てはまる選択肢を１つ選ぶ
得 点 化：回答した番号の合計得点を求める。最低点 0 点～最高点 32 点
アメリカで作成されたマニュアルでは、カットオフは現時点では 21 点とされている

●この質問票で 21 点以上だと、日中眠気を感じていることになります。

出典：The Pediatric Daytime Sleepiness Scale：PDSS　日本語版

睡眠負債に要注意

睡眠時間が短いママたちは特に「睡眠負債」をためています。日本でこの言葉が定着してきたのは、それだけ睡眠負債があると自覚している人が多いからかもしれません。

睡眠負債とは、睡眠不足がまるで借金がたまるかのようにたまっていくことです。このように、睡眠負債がたまると、体内時計もずれていきます。そしてメラトニンやオレキシンなどの睡眠を司るホルモンの分泌もうまく行われなくなるため、さらに体内時計がずれるという悪循環にはまってしまうのです。ひどい場合は、不眠に陥ることもあるでしょう。また、睡眠負債が肥満や生活習慣病の原因となることもあります。ダイエットのために食事に気をつけても、睡眠負債をためることでマイナスの影響を及ぼしている場合があるのです。

そして、このように睡眠負債がたまると、週末だけはお昼まで寝てしまうという人も多くなります。すると今度は日本にいながら体は「時差ボケ」を起こすことになります。体内時計が大きくずれて、そのずれに体が対応できなくなるのです。海外旅行で時差ボケを経験した方も多いと思いますが、あのような状態に日本にいながらなってしまうというわけです。日々の睡眠負債から、時差ボケへ。なんとなく頭がぼんやりしたり、疲れが取れないという方は要注意です。

次ページに睡眠の時間を書き込むための「睡眠表」をご用意しました。「月曜日がだるいのは、休日に寝過ぎているせいだった」「子どもが夜寝ないのは、お昼寝が長いせいだった」など、睡眠のくせに気がつくきっかけになるかもしれません。

短い睡眠でもＯＫと思っている方も多いのですが、ショートスリーパーは実はそこまで多くはなさそうです。２００４年に睡眠評価研究機構代表の白川修一郎氏らがインターネットで行った調査があります。全国16～75歳の男女約２万５０００人を調べ

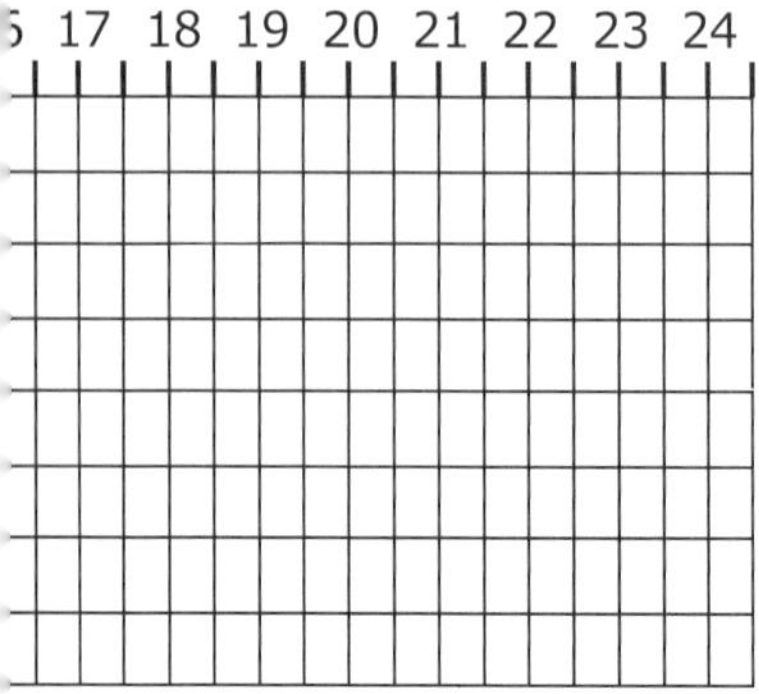

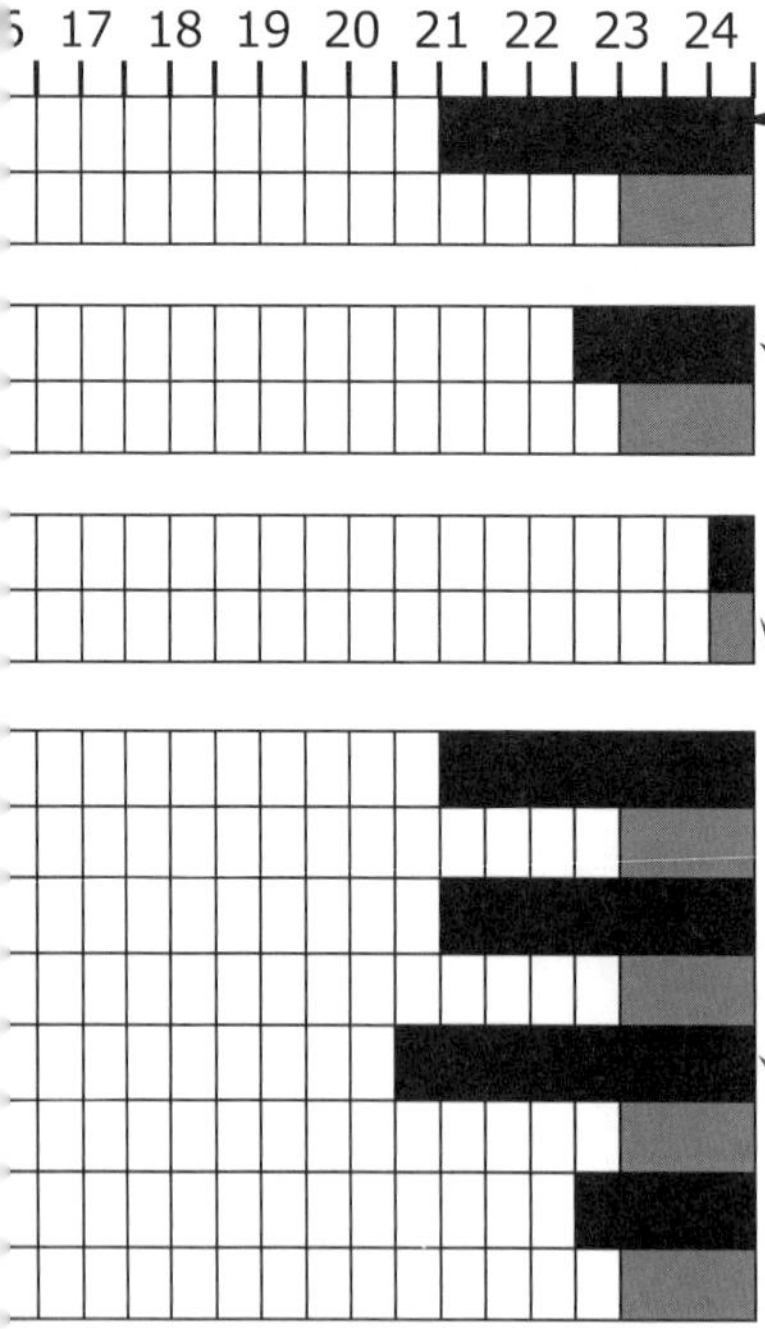

理想的な睡眠リズムといえるでしょう。

お昼寝が多いから夜型になってきているのかも！
お昼寝を減らすか、思い切ってなくしてみましょう。

ママの時計と一致！
子どもに寝てほしい時間に楽しそうな生活音（テレビや話し声）や明るい光はないでしょうか？

断続的に眠りのリズムが乱れていると時差ボケ状態になる可能性が……。

図表 10　記入用の睡眠表

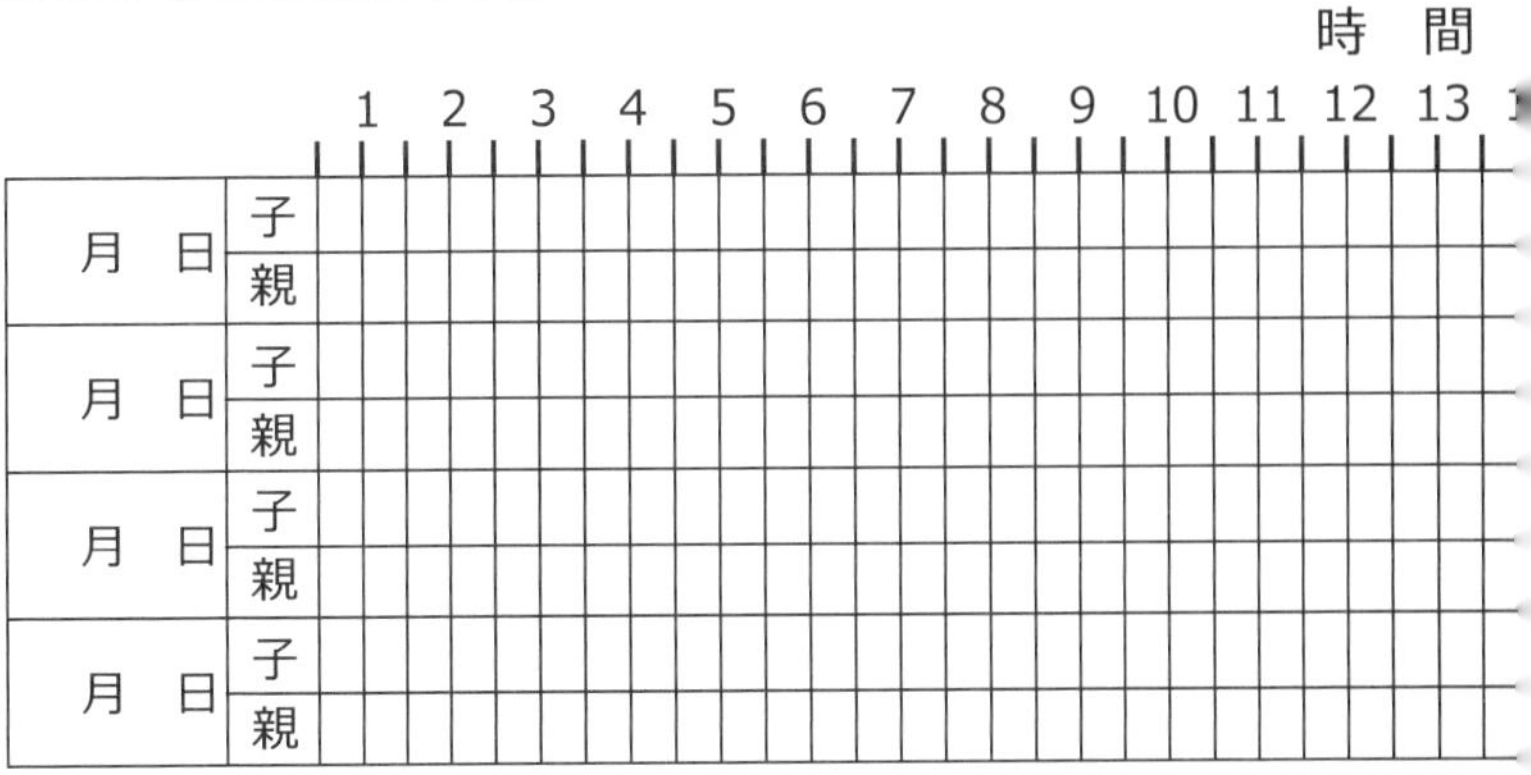

（例）

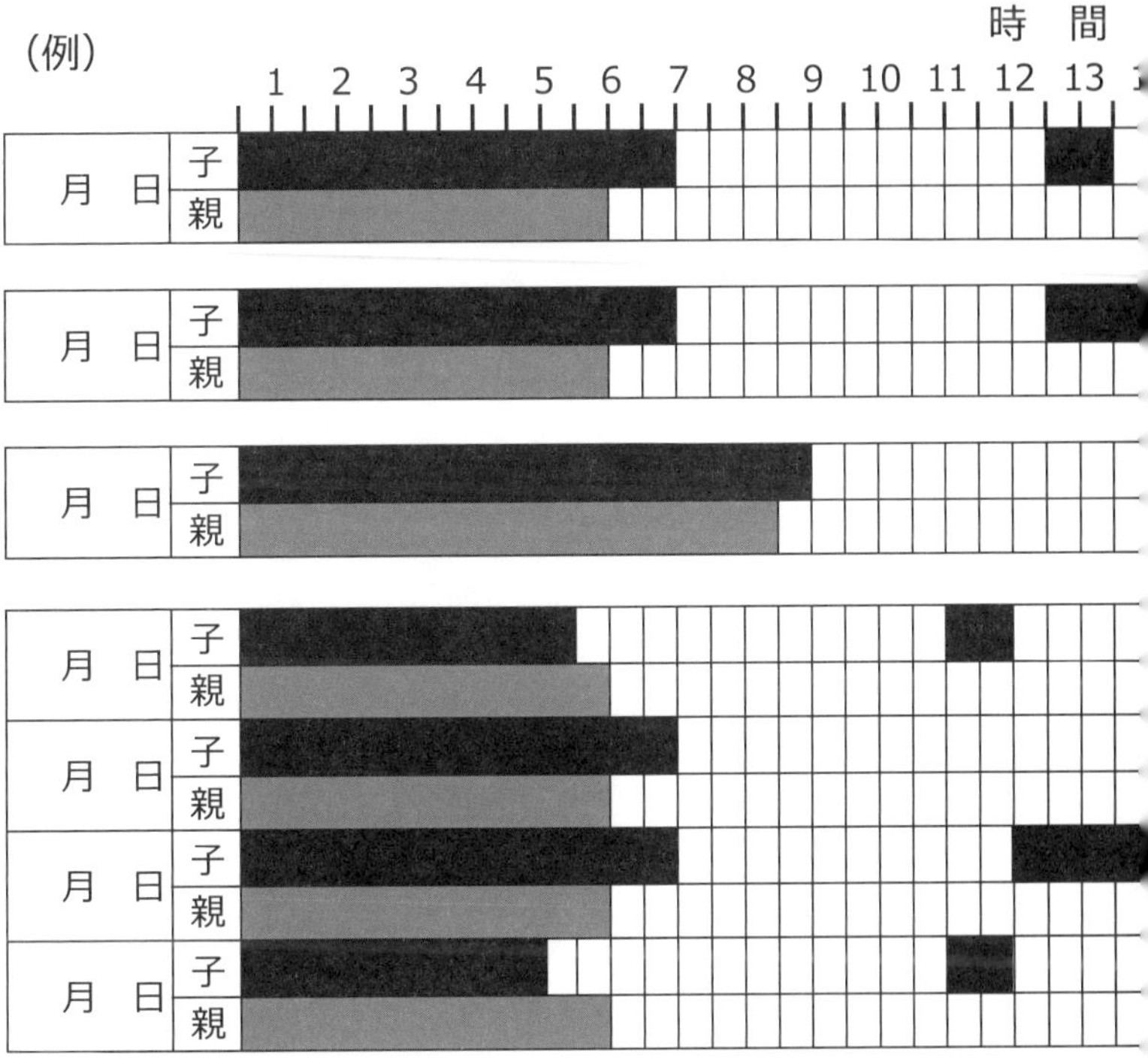

たところ、ショートスリーパーは人口の０・５％程度でした（東洋経済ＯＮＬＩＮＥ２０２０年３月31日）。つまり、ほとんどの方は、しっかりと睡眠を取る必要があるのです。

毎日忙しいなかにいると、自分がこのような状態に陥っていること自体に、気がつかないことがあります。一度ご自身とお子さんの睡眠のパターンを可視化してみることをおすすめします。そもそも睡眠時間が足りない、寝る時間が遅い、週末に寝過ぎて時差ボケになっている、お昼寝で寝過ぎているなど、睡眠のパターンが見えてくるはずです。お子さんの睡眠で悩んでいる場合は、睡眠パターンをつかむことができれば対策も立てられるようになります。

自分は本当に夜型？朝型か夜型かを調べよう

「私は朝型だから」「うちの子はどうも夜型みたい」というように、皆さん自分やお子さんの睡眠をなんとなく、「朝型」「夜型」と分類しますが、これを「クロノタイプ」と呼びます。

しかしそれが本当に正しいかどうか、実ははっきりと分かっているわけではないはずです。朝型か夜型かを調べるには決まった方法がありますので、ご紹介しておきましょう。

まず、調査するための睡眠は休日の睡眠を使います。平日は学校や仕事で無理して早く起床している方も多いからです。就寝時間と起床時間を記録し、その中間時刻を調べます。そして自分の年代別に、表のどこに当てはまるかを確認します。

1　休日の睡眠時間を使う
2　就寝時刻、起床時刻を記録し、中間時刻を調べる
3　年代別に表のどこに当てはまるかを確認

例えば30代の方が夜中の0時に寝て8時に起きたなら、中間時刻は4時です。表を見ると30代の4時は「中間型」。したがって、この方の睡眠は「中間型」となります。小学校低学年のお子さんが、9時に寝て6時に起きたとしたら、中間時刻は1時30分。表を見ると、1・5時よりも前なので「朝型」となります。

次の週末を使ってご自身とお子さんのクロノタイプがどの型にあたるのか、ぜひ調べてみてください。大切なのは、目覚ましをかけないこと。自分の体が欲する睡眠とは、自然と起きられるのは何時なのかを確かめることです。

図表 11　自分の睡眠の型を知ろう

年齢	朝型	中間型	夜型
0–2 歳	< 1.5 時	1.5 – 2.5 時	2.5 時 <
3–6 歳	< 1.5 時	1.5 – 2.5 時	2.5 時 <
小学校低学年	< 1.5 時	1.5 – 2.5 時	2.5 時 <
小学校高学年	< 2 時	2 – 3 時	3 時 <
中学生	< 2.5 時	2.5 – 3.5 時	3.5 時 <
高校生	< 3 時	3 – 4 時	4 時 <
大学生～ 20 代後半	< 4 時	4 – 5 時	5 時 <
30 代	< 3.5 時	3.5 – 4.5 時	4.5 時 <
40–50 代	< 3 時	3 – 4 時	4 時 <
60 代以降	< 2.5 時	2.5 – 3.5 時	3.5 時 <

出典：田原 優、体を整えるすごい時間割より、一部改変

起床・就寝時刻のずれが、学校での眠気を引き起こす

お子さんがどのようなクロノタイプをもっているかを知ることは、生活リズムをつくるうえでとても大切です。なぜなら、平日と休日の起床時刻、睡眠時刻が大きく違うと、学校でのリズムやメンタルに大きな影響を及ぼすからです。

学校がある日とない日の起床・就寝時刻のずれが、どのような影響を及ぼすかを調べた調査があります。文科省の「家庭教育の総合的推進に関する調査研究」によれば、小学生でも「起床時刻が2時間以上ずれる」ことが「よくある」と答えた子は14・3%、「ときどきある」と答えた子は28・2%にのぼります。「就寝時刻が2時間以上ずれる」ことが「よくある」子が9・3%、「ときどきある」子は23・2%でした。このように、平日と休日で寝たり、起きたりする時間が大きくずれる小学生の様子を、デー

タでのぞいてみましょう。

まず、「起床時刻が２時間以上ずれる」子の授業中の眠気に関して見てみましょう。「学校がある日の午前中、授業中にもかかわらず眠くて仕方がない」と答えた小学生は、起床時刻が時間ずれることが「よくある」と回答した子の24・２%。およそ４分の１の生徒が眠いと訴えているのです。眠くなることが「ときどきある」を含めると50%を超えてきます。

次に「就寝時刻が２時間以上ずれる」子の授業中の眠気です。「眠くて仕方がない」と答えた小学生は、就寝時刻がずれることが「よくある」と回答した子の24・８%。眠くなることが「ときどきある」を含めると、やはり50%を超えてしまいます。

起床時刻と就寝時刻の大きなずれは、授業中の眠気につながっていることが分かります。学校でしっかり授業を受けるためにも、平日と休日の起床・就寝時刻をそろえる必要があるのです。ちなみに、このような起床・就寝時刻のギャップをもつ子は、中学生、高校生になるにつれて増えていきます。起きる時刻が２時間以上ずれることが「よくある」子が、中学生では24・４%、高校生では31・４%です。寝る時刻が２

時間以上ずれることが「よくある」子は、中学生では11・7%、高校生では14・7%です。こういったデータから考えても、小さいうちから平日と休日の生活をそろえておいたほうが安心です。親のいうことを聞いてくれるうちに、同じ時間に起床・就寝するという習慣をつけておきましょう。

図表12　小学生の睡眠のリズム❶

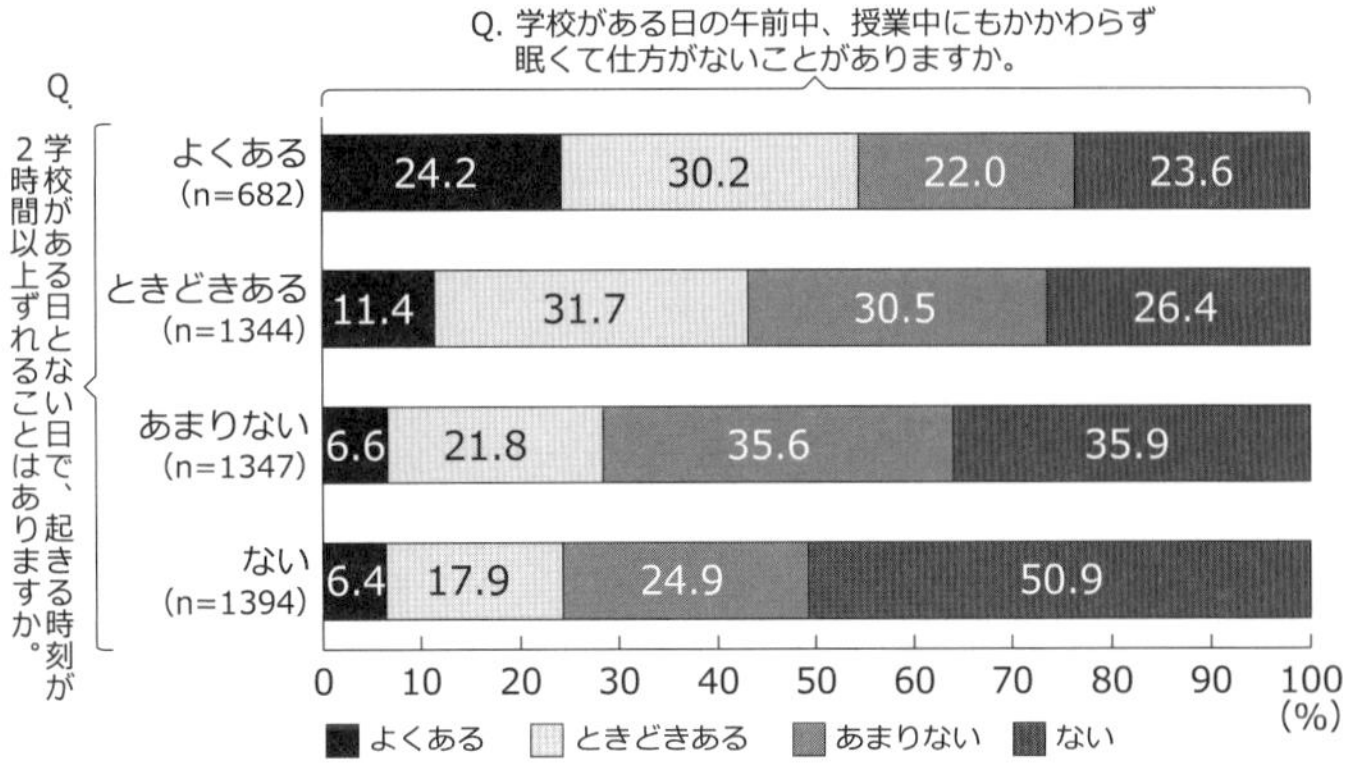

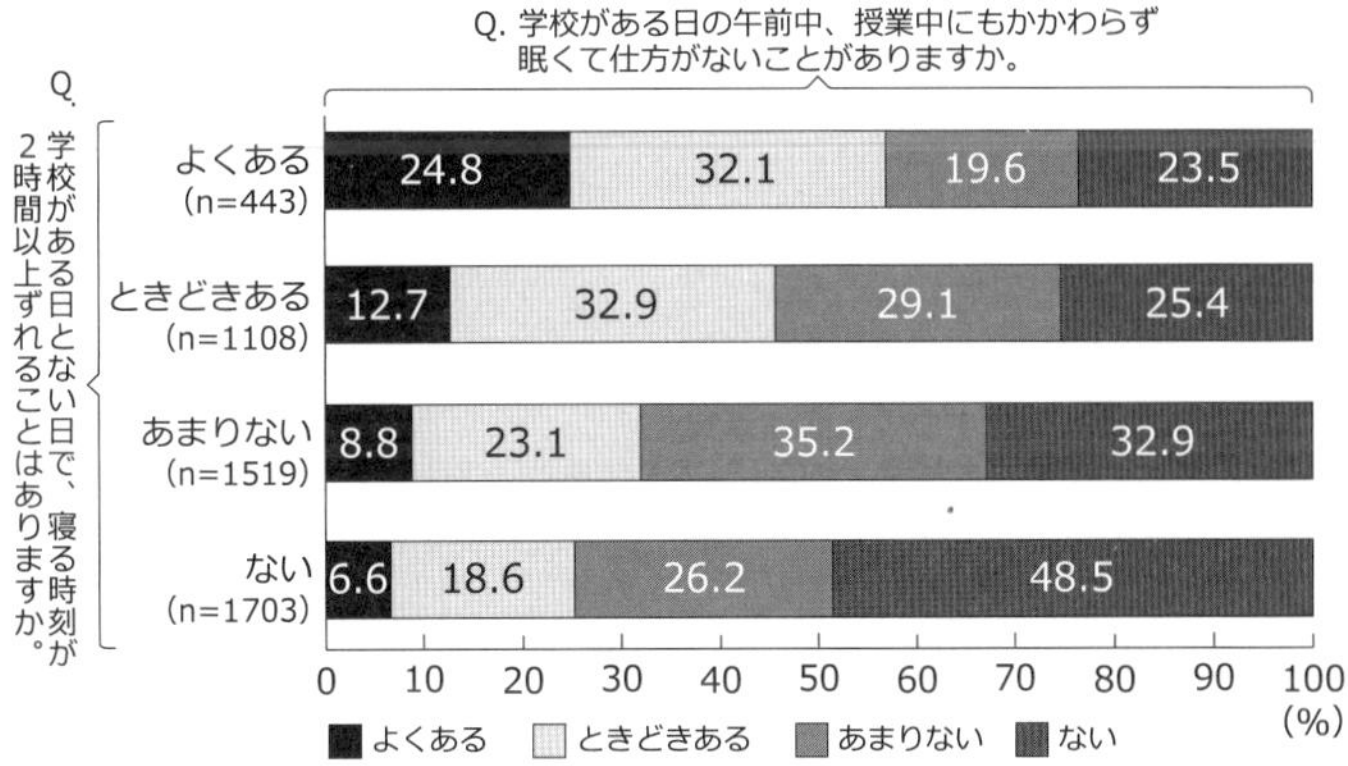

出典：平成26年度 文部科学省委託調査「家庭教育の総合的推進に関する調査研究」

起床・就寝時刻のずれが、メンタルに悪影響を与える

学校がある日とない日の起床・就寝時刻のずれは、学校での眠気だけでなくメンタルにも影響を及ぼします。同じく文科省の「家庭教育の総合的推進に関する調査研究」を見ていきましょう。

「なんでもないのにイライラすることがあるか」を調べたところ、「起床時刻が2時間以上ずれる」ことが「よくある」と答えた小学生のうち、「イライラすることがよくある」と答えた子は18・2％、そして「ときどきある」と答えた子は19・3％。合わせて37・5％となりました。「就寝時刻が2時間以上ずれる」ことが「よくある」子のなかでは、「イライラすることがよくある」と答えた子は18・9％、そして「とき

どきある」と答えた子は21・1％と、合計40％に達しています。

わけもなくイライラしている、不機嫌になっている場合、それはもしかすると、「わけもなく」ではないのかもしれません。起床・就寝時刻のずれが、お子さんのイライラを引き起こしているかもしれないのです。

図表 13　小学生の睡眠のリズム❷

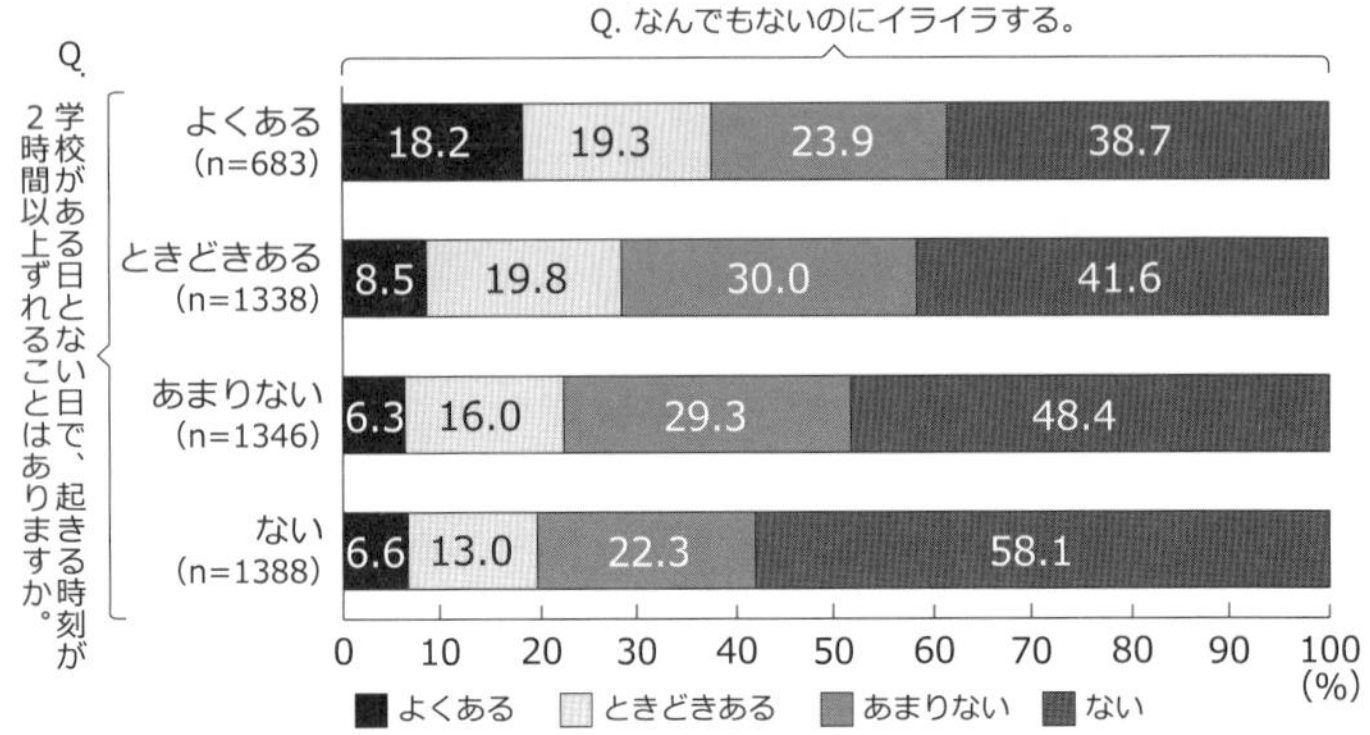

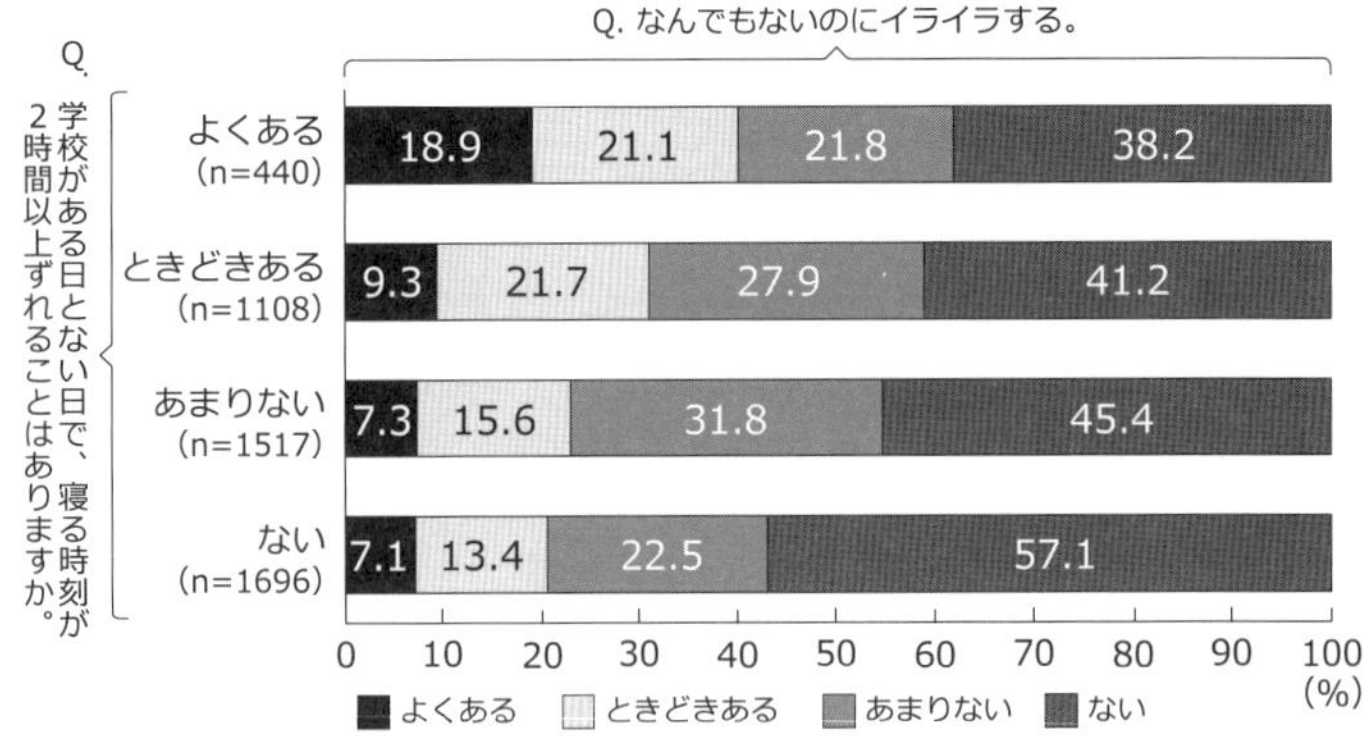

出典：平成26年度 文部科学省委託調査「家庭教育の総合的推進に関する調査研究」

睡眠と学力の関係

睡眠について、もう少し考えていきましょう。

睡眠と成績の関係は、直感的に分かりやすいかもしれません。皆さんも夜更かしした日の授業がどれほどつらいかは、経験があると思います。それが１日だけならともかく、何日も続いたら？　常に寝不足の状態だったら？　規則正しい睡眠が取れていないと、体内時計は大きく狂います。そしてそれが、また睡眠に悪影響を及ぼすという負のスパイラルを生んでしまうのです。

成績に関わるのは朝食だけではありません。規則正しい睡眠が取れていないと、それは成績にマイナスの影響を及ぼします。２０１９年度の「全国学力・学習状況調査」

によれば、「毎日、同じくらいの時間に寝ていますか」「毎日、同じくらいの時間に起きていますか？」という質問に対して「している」「どちらかといえば、している」と答えた子は、「あまりしていない」「全くしていない」と答えた子よりも、国語も算数も正答率が高くなっています。規則正しい睡眠が取れている子は成績もいいということが、これらの調査からも分かります。

親が子どもの成長のためにしてあげられることはたくさんありますが、睡眠時間を守るということもその一つです。しかし「寝なさい」と言っても寝ないのが子ども。だからこそ、食事を工夫して「夜眠くなる」「ぐっすり寝られる」ように環境を整えることがいいのです。

体内時計ができるまでの記録

これまでママたちは「赤ちゃんをなんとか寝かそう」と努力をしてきました。しかし、ここで考え方を変えてみると、ちょっと様子が変わります。睡眠時の環境やミルクやおっぱいの与え方を変えることで、

「赤ちゃんの体内時計をつくる」

という方向で考えてみるのです。

新生児が夜泣きをするのは、体内時計ができていないから。そうであるなら、夜きちんと眠るように体内時計をつくっていけばいいのです。「うちの子はもう大きいか

ら、無理」と諦める必要はありません。体内時計は赤ちゃんだけではなく、子どもも、さらにいえば大人でさえ調節することができるからです。


まずは新生児の体内時計について見ていきましょう。

ここでは、実際に娘の体内時計をつくった「食事・睡眠の育児記録」とともに、その方法をご紹介していきます。記録は夫とともに行いました。

病院からの退院後、必ず行っていたのは、次の3つのことです。

●夜8時以降は、暗闇に寝かせる
●授乳も暗闇のなかで、音などの刺激は排除
●朝になったら必ずカーテンを開け、日光を浴びさせる

これらは、体内時計をつくるための準備です。

生まれてすぐは、体内時計ができていないため、空腹になれば泣く状態が続きました。そのため、3時間おきに授乳またはミルクをあげました。通常、体内時計のリセットには朝食が必要なのですが、新生児が飲むミルク・母乳の量ではそこまでのリセット効果が見られないのではと判断し、光の刺激のみに焦点を当てました。

この刺激を徹底しつつ、生後68日目にミルクの量を少し増やしたタイミングで「夜8時にミルク→朝5時にミルク」という形で、夜間の断乳をしてみました。しかしこれは失敗。夜中に2度ほど目覚めてしまいました。

そこで、1、2時間ずつ間隔をあけていくことにしました。

夜8時→夜12時→朝4時
夜8時→夜2時→朝5時
夜8時→朝4時
夜8時→朝5時

この間、様子を見つつ10日ほど。78日目には夜8時→朝5時のサイクルが出来上がりました。母乳とミルクの混合育児は母乳のみのときよりさらに卵や乳製品などの食物アレルギーになりにくいというエビデンスが報告されていたこともあり、母乳とミルクの混合で行うことにしたのですが、これは夫が協力しやすくなるというメリットにもつながりました。また、夫に1回お願いすることで、5~6時間のまとまった睡眠も確保できます。

このように「体内時計をつくる」という目標を定めて、赤ちゃんの寝る環境を整え、栄養の与え方を変えると、3カ月頃から体内時計にそった生活ができるようになります。つまり、夜泣きに悩まされることはなくなる、というわけです。

この結果を踏まえて、実験も行いました。その結果を見ていきましょう。

乳児を対象に、夜間の授乳環境のアンケートを63名の保護者に実施しました。その結果、「97%の保護者が授乳時に明るい部屋、もしくはテレビやスマートフォンをつけた状態での授乳を行い、乳児の夜泣きに悩んでいる」という相関があることが分かりました。

そこでこれらの保護者に対して、夜間の授乳環境を整える指導（睡眠時および夜間の授乳時は完全消灯、起床時にはカーテンを開けて朝日を浴びる）を行いました。すると、夜泣きが改善した割合は、次のようになりました。

・開始2週間で43・2%

・開始１カ月で55・０％
・開始２カ月で79・７％
・開始３カ月で86・７％

さらに開始３カ月後に、「夜間の長時間睡眠」に成功した乳児も64・３％にのぼりました。

また、「夜泣きが改善しなかった」と答えた保護者における共通点も見つかりました。それは「授乳時に音楽を聴いていた」「家族と会話をしていた」「生活音がうるさかった」ということでした。つまり、聴覚的要因が、夜泣き改善の妨げになったということが、見えてきたのです。

授乳時に光と音の刺激を避け、朝起きたら朝日を浴びる、ということに気を配るだけで、かなりの親御さんが夜泣きから解放されています。現在夜泣きに悩んでいる親御さんは、ぜひこれらのことを実行してみてください。

心配のし過ぎが、赤ちゃんの睡眠を妨げている

「2人目はよく寝てくれる」という話を、耳にします。もしかすると皆さんのご家庭でもそうかもしれません。これには、わけがありそうです。私はそれを「心配の度合い」によるものだと考えています。

初めての赤ちゃんというのは、うれしいのと同じくらい心配なことが多いものです。夜寝ている間にも「目を離したすきに、窒息したらどうしよう」「ベッドから落ちたらどうしよう」「急に息が止まったらどうしよう」などと、心配は尽きません。ちゃんと息をしているか、しょっちゅう確かめに行き寝不足になった、というママもいます。それだけ、1人目の新生児というのは、心配で仕方ないのです。

ですから夜泣いたりすれば、私たちはすぐに駆けつけて「どうしたの」と抱っこし

てしまいます。しかし、これが赤ちゃんにとっては刺激となり、かえって「夜寝られない」ということになってしまうのです。

赤ちゃんだって、寝言を言いますし、時々起きて「うー」と言ったりします。その瞬間にママが駆けつけて「どうしたの？」などと言って揺り動かされたり、明るい部屋に移動されたりしたら、そこで覚醒してしまいます。それが赤ちゃんの体内時計の確立の障害となり、結局夜泣きを長引かせることにつながっていきます。とはいえ、私も人のことはいえません。心配だったので、部屋に暗視もできるカメラをつけていました。これなら駆けつけて、娘を無駄に起こしてしまうこともありません。そしてパソコンを開いて、時々チェック。完全に警備員のおじさんです（笑）。

２人目、３人目ともなると、ママもそこまで神経質になることはありませんし、２人、３人の子育てで疲れ果てているので、赤ちゃんの「ふえー」という声くらいでは起きません。泣いていても上の子のお世話もありますから、「ちょっと待っててね」とそのまま寝かせておくと、赤ちゃんはいつの間にか寝ていたり。すると、１人目より体内時計が早く構築され、「夜泣きしない」というようになるのです。「３人目は全然夜泣きしませんでした」と言うママもいますが、これは「泣いてもそのまま（いい意味で）ほうっておける」ということが大きいと思います。

赤ちゃんの体内時計の確立のためにも、夜はむやみに電気をつけず、暗い環境をつくること。そして、騒音や音楽のない静かな環境をつくること。これがとても大切です。特に、よかれと思ってすぐに抱っこすることで、夜寝る習慣を妨げていることがありますので、注意が必要です。

また、このように夜中に赤ちゃんを心配し過ぎていると、ママの体調への心配も出てきます。ただでさえ夜眠れないうえに、赤ちゃんの小さな声や泣き声に反応していたら体内時計が狂ってしまい、心身ともに悪い影響が及びます。イライラしたり、ヒステリックになったりして、赤ちゃんに対してマイナスの感情が出てしまっては、本末転倒です。

生まれてからの3カ月は、体内時計を構築する前の状態ですから、夜中起きたり、泣いたりするものです。たくさんおっぱいを飲めないために、お腹が空いて泣いたときには駆けつける必要がありますが、そうでなければむやみに刺激を与えないことが大切です。お腹が空いて火が付いたように泣いているのか、単に起きてしまって「ふえー、ふえー」と寝言を言っているのか。それが聞き分けられるように、注意をしてみてください。最近では、携帯電話のアプリと連動して赤ちゃんの心拍、体温などをチェックできるものもどんどん出ています。どうしても不安な場合は、暗視カメラやそのような機械を使うのも「アリ」だと私は思います。ママの負担と不安要素がいちばん少なくなる自分なりの方法を見つけてみてください。

乱れた生活で、子どもの体内時計が狂っている

このように私が睡眠時間を気にしているのは、大人に合わせた生活で、子どもの「体内時計」が狂っていると感じているからです。体内時計というのは、私たちの体にリズムを生み出してくれる、体に組み込まれた機能ですが、朝目が覚めて夜眠くなるのは、皆さんの体に体内時計があるからです。大人、子どもにかかわらず、この体内時計が狂うと、日常生活にさまざまなトラブルが起こります。睡眠、健康だけでなく、仕事や勉強の効率にまでその影響は及びます。

お話ししてきたように、体内時計は生まれたときからあるわけではありません。確立するのは生後3カ月頃。お母さんのお腹にいるときには、昼と夜の区別のなかった

赤ちゃんですが、その頃からだんだんとそれが分かるようになっていきます。生まれたばかりの赤ちゃんが、昼、夜構わず眠り、おっぱいをせがんだりするのは、そもそも昼と夜の区別がついていないからなのです。新生児が泣くことを私たちは「夜泣き」といいますが、体内時計ができていない赤ちゃんにしてみれば、わざわざ夜に泣いている、というわけではないのです。

夜泣きに悩まされるママも多いものですが、体内時計がきちんと確立すれば、この悩みからも解放されるようになります。赤ちゃんに生活のリズムができることで、夜に寝るようになってくれるからです。

しかし、先にお話ししたように、「乳幼児なのに夜更かし」という生活をしていると、この体内時計はうまくつくられません。そうなると、赤ちゃんも昼夜の区別がつきませんから、いつまでも夜泣きが続く、ということになってしまいます。

第1章の最後に、体内時計について、もう少し詳しくお話をしておきましょう。

私たちがもっている体内時計、実はそれほど精密ではないのです。大きな問題点は次の2つです。

●ぴったり24時間ではない
●体の部位ごとで、時計が違う

この2つの問題を理解しておくと、お子さんの「体内時計をつくり」「体内時計を調節する」ことがうまくできるようになります。

私たちの脳や体にある「時計遺伝子」は、体を地球の時間に合わせて調整する役割をもっています。この時計遺伝子ですが、体内のあらゆる場所に組み込まれています。メインとなるのが、脳の「視交叉上核《しこうさじょうかく》」にある「主時計」です。皆さんの両耳をつないだ中間あたりに位置しています。この主時計以外に、胃、腸、肝臓や、血管や皮膚などの末梢組織にも「副時計」と呼ばれる体内時計が備わっています。これら体全体に備わっている副時計を調整するのが、脳の主時計です。

ここで最初に問題になるのが、これらの時計は、地球が刻む1日の長さである「24時間にセットされていない」ということです。まず、そもそも中心となる脳にある主時計からしてずれています。主時計が刻む「1日」の長さは人によってばらつきはあるものの、およそ24時間よりも少し長い時間。そのため、外の光の刺激がない洞窟に住むとすると、地球の1日と、自分の体が刻む1日が、毎日少しずつずれていきます。24日後には、昼夜逆転という事態にもなってしまうのです。

そしてさらに悪いことには、それぞれの内臓や血液、皮膚などの末梢組織にある副時計が刻む「1日」の長さもほぼ同じくらいの長さとはいえ、バラバラに存在しているといわれているのです。つまり私たちは体の中にずれた時計をいくつも抱えて生活しているというわけです。ですから私たちは毎朝、それらの時計を一度リセットしてから1日をスタートするようにしなくてはならないのです。

そのリセットに役立つのが食事です。特に朝食は、1日のスタート時に体内時計をぴったり合わせてくれる役割をもっています。次の章から、その食事の効果に焦点を当てていきましょう。

普段の食事に焦点を当てていけば、親子で体内時計を整えていくことができます。お子さんに早寝早起きの習慣がついたり、夜泣きをしなくなったりすれば、ママもぐっすりと寝られるようになります。すると、自分の時間がもてるようになったり、イライラしなくなったりといったママへのプラスの効果が表れてくるのです。

何も生活習慣を変えずに、子どもを早く寝かせることは非常に難しいものです。しかし、食事を変えれば、お子さんもそしてママも夜ぐっすりと寝られるようになります。夜更かしをするこの子が悪いというのでも、忙し過ぎる私が悪いというのでもなく、食事を変えればいい。それを知るだけでも、気持ちがずっと楽になるはずです。

コラム
❶

朝にビタミンがいいわけ

「朝の果物は金、昼の果物は銀、夜の果物は銅」などといわれることがあります。これは、いつ果物を食べるのがベストなのかを示した言葉です。朝、果物を取るのがいい理由の一つは、それに含まれるビタミンです。ビタミンには、日焼けによる色素沈着や肌荒れを防ぐ効果があります。ですからシミが気になりだしたママ世代であれば、朝の果物はおすすめです。もちろんビタミンを多く含むパプリカやブロッコリーなどの野菜でもいいでしょう。日差しが強い季節にはビタミンを摂取して、お子さんもママも、日焼けを防ぎましょう。

また糖質の面においても、朝に果物はおすすめです。お話ししてきたように、朝の糖質は脳の栄養になりますし、夜の糖質は肥満のもとになります。せっかくの果物ですから、効果がいちばん高い時間帯に食べたいものです。

第2章

子どもの能力を伸ばすカギは「いつ」「何を」食べさせるかにあった！

「眠り」に関する悩み事は尽きない！
食事で体内時計を正常化する

子どもの眠りに関する悩みは尽きないものです。夜泣きがやっと終わったと思ったのも束の間、夜間に起きてしまったり、朝起きられなかったり。寝るのが遅くなるのも、たくさんのママが抱えているお悩みの一つです。また、お昼寝をしない、眠りが浅いなどで悩んでいる方もいるでしょう。小学生になっても、なかなか寝ない、朝型にできないなどで悩んでいる方もいます。子どもが成長するにつれ、悩みの内容は変わりますが、いずれも親の願いの根底には「早寝早起きでぐっすり眠ってほしい」という願いが込められているのです。

しかし睡眠というのは、なかなか扱うのが難しいものです。大人も睡眠の悩みを抱える人は多くいます。眠ろうと思って眠れるほど、簡単でないのが睡眠。子どもならなおさらです。

では、子どもの睡眠をどのように整えていったらいいのでしょうか。その答えは、体内時計と食事にあります。まず、朝食に注目してお話ししていきましょう。

なぜ、朝食が子どもの睡眠に作用するのでしょうか。そのカギを握るのが62ページでお話しした体内時計です。朝食で体内時計を「リセット」すると、1日を活動的にスタートすることができ、体のリズムが地球の24時間のリズムにそって動くようになりますから、夜になれば眠くなります。

朝食は、体内時計の主に主時計をリセットします。これは第1章でもご説明しましたが、脳にある体全体を統括する体内時計です。

主時計と副時計の関係は、オーケストラをイメージしていただくと分かりやすいかもしれません。主時計はさしずめ指揮者。そしてほかの副時計はトランペットやバイオリン、パーカッションなどそれぞれの団員です。指揮者がおらず、それぞれの団員が自分のリズムやペースで演奏をしていては、楽曲は成り立ちません。トランペットのソロの部分に、パーカッションのリズムが入り込んできたり、バイオリンが奏でるゆったりしたメロディーのうえに、トランペットが陽気な音をかぶせてきたり……。

そんなことが起きないように、指揮者である主時計は、ほかの副時計に対して指示を出します。ほうっておくとバラバラになってしまう時計を、朝、一度一斉にそろえてくれるのが、主時計なのです。つまり、一斉に楽曲をスタートできるようにするのですね。これを私たちは「リセット」といっています。

それぞれバラバラの時間を刻んでしまう時計を、朝リセットすることが、地球の24時間リズムにそって生活するために必要なことなのです。そしてこのリセットができるのは、朝浴びる「光」と「朝食」です。小さな子どもは特に、時計を意識して生活していませんから、体で時を感じる必要があります。朝、体内時計がリセットされれば、体は1日のリズムを感じることができますし、これを繰り返すことで、規則正しい生活が習慣化されます。

もし、体内時計をリセットしない生活を続けると、お腹が空くべき時間に空かない、寝るべき時間に眠くならない、といったことが起こります。またそれを繰り返すことで、体のリズムは狂ってしまいます。時計を読めない子どもにとって、これは非常に厳しい。なぜなら時計にそって自らリズムを調節するということができないからです。ですからリズムが狂ったままの生活をそのまま続けることになってしまいます。

食事の話に入る前に、だれでもすぐに取り組める「光の刺激」について、ご説明しておきましょう。これは、朝の光を浴びるだけ。朝、カーテンを開けて太陽の光を浴びると、光が目の網膜に入り、脳の視交叉上核にある主時計が「朝が来た」と認識します。すると視交叉上核以外の脳と体全体にある副時計に「体内時計をリセットせよ」と主時計から命令がいくのです。つまり指揮者から団員へ演奏スタートの指示がいくようなものです。

簡単にできることですので、ぜひ明日の朝から始めてみてください。

そしてこの光の刺激に加えて重要なのが、「食事の刺激」です。食事をすることで、各内臓を含めたすべての細胞に対し、朝が来たことを脳を介さずに、直接伝えることができます。この食事の刺激は、赤ちゃんや子どもの体内時計を親が構築をする手立てになります。最近では、光と食事の刺激に相乗効果があるとも、光よりも食事の刺激のほうがリセット効果があるともいわれています。朝の光と食事で、ダブルのリセット効果が期待できると考えていいでしょう。

このような体内時計を構築する食事について考える学問は、「時間栄養学」と呼ばれ近年注目を集めています。夜ぐっすり寝て、早寝早起きできるお子さんに育てるために、この時間栄養学に基づいて具体的な方法をお伝えしていきましょう。

朝食は「和定食」がベスト。シャケおにぎりやツナサンドもＯＫ！

では、どのような朝食を取れば、体内時計はきちんとリセットされるのでしょうか。

理想は旅館の朝ご飯。和定食です。ご飯と魚、お味噌汁といった和食の組み合わせが、体内時計をしっかりリセットしてくれます。その理由を見ていきましょう。

体内時計をリセットする効果がある栄養素としては、次の２つです。

●炭水化物

●たんぱく質

この２つを一緒に取ることが、体内時計のリセットに効果があることが実験から分かりました。大切なのは「一緒に」というところ。炭水化物単体でも、たんぱく質単体でも、リセット効果は見込めません。

炭水化物について、詳しく見ていきましょう。
炭水化物は大きく、

●**穀類系**（米、小麦、トウモロコシなど）
●**イモ類系**（サツマイモ、ジャガイモ、里芋など）

に分けることができます。このうち、朝食に向くのは「穀類系」の炭水化物です。食材でいえば、ご飯、パン、コーンフレーク、麺などですね。これは決してイモ類系の炭水化物が悪いというわけではありません。実は朝食に向かないイモ類系の炭水化物は、夕食向きの食材として重宝します。これは94ページでご説明します。

これら穀類系の炭水化物は、ＧＩ値が高いということで、ダイエットでは敬遠されています。ＧＩ値とは、脂肪を蓄積する作用のあるインシュリンがどのように分泌されるかを示す値です。この値が低いほどインシュリンの分泌は穏やかで、この値が高いほどインシュリンは急激に分泌されます。そのため、やせたい人はＧＩ値の高い食品を避けています。

しかし、朝食の体内時計のリセット効果を考えるなら、朝はＧＩ値の高い、穀類系の炭水化物を取ることをおすすめします。なぜならここで分泌されるインシュリンに、体内時計のリセット効果があると考えられるからです。

そして、それと組み合わせて取りたいのが、たんぱく質です。特にインシュリンの分泌を促す魚油が含まれるたんぱく質は、リセット効果が高いことが分かっています。また、マグロやイワシなどの魚に含まれる魚油には、即効性があることも分かってきました。

マウスを使った実験では、大豆油を入れた餌と魚油を入れた餌で、体内時計をずらす実験をしました。大豆油の餌では１週間で１時間しか体内時計が動かなかったのですが、魚油を含んだ餌では２日で４～７時間も体内時計が動きました。これはリセット効果が高いと言い換えることができます。

ですから「時差ボケをなんとかしたい」というときには魚油が効く、ということがこれらの実験からも分かります。例えば半日違う体内時計を現地の時間に合わせるために、魚の油を含んだ食材を取り、体内時計を一気に数時間ずらしていくのです。魚油には、強烈なリセット効果があるからです。

魚のなかでも、おすすめはマグロです。マグロ、イワシ、ニシン、サンマの魚油を使った実験では、体内時計のリセット効果が高い順に、マグロ、イワシ、ニシン、サンマとなりました。とはいえ、「毎朝マグロなんて贅沢」と諦める必要はありません。ツナ缶でＯＫです。その際は、油漬けのものを選んでくださいね。

毎朝ツナ缶で飽きてしまうなら、いろいろな魚の缶詰、サバ缶、イワシ缶などを利用していきましょう。鮭フレークなどを使ってもいいでしょう。冷凍のしらすなど、調理せずに利用できる冷凍食品もあります。また、たんぱく質ならＯＫと考えて、卵や肉に変えてもかまいません。続けることが大事ですから、まずは、

「穀類系の炭水化物＋たんぱく質」

という2点だけ意識してみましょう。

和定食でなくても、ツナやシャケのおにぎり、魚の缶詰をのせた丼などでもいいですね。パン好きなら、ツナサンド、チーズトーストでもいいでしょう。目玉焼きなど卵料理をプラスできたら上出来です。栄養バランスが気になる場合は、パン食はおすすめです。「パン＋〇〇＋〇〇」といった朝食メニューは、簡単でありながら、栄養バランスが非常に整ったメニューなのです。

卵かけご飯も、コーンフレークに牛乳も「穀類系の炭水化物＋たんぱく質」の組み合わせになりますからＯＫです。忙しい朝、これならお子さんでもすぐに食べられますよね。

このようにあまり難しく考えず、できる範囲でチャレンジしてみてください。

忙しい朝はどうしても、バナナだけ、トーストだけなど「単品食い」になってしまう傾向があります。もちろん、バナナやトーストも栄養素としては一つではありません。しかし、品数を多くしたほうが、その分リセット効果が高くなるので、まずは単品食いをやめてプラス一品を心掛ける、というところからスタートしてもいいでしょう。また忙しい皆さんは、缶詰や瓶詰め、冷凍食材もどんどん利用していくといいと思います。第3章には、すぐにできてお子さんが喜ぶ簡単レシピを掲載しています。

朝はできれば量を多めに。朝抜き、夜多めでは体内時計がずれる

お昼に関しては、あまり神経質になる必要はありませんが、「朝を抜いて、お昼にドンと食べる」のはＮＧです。それはなぜでしょうか？　朝食を食べないでいると、最初に胃に入る食事が昼食となります。すると体はその時点を「朝」と認識してしまうからです。これでは体内時計は大幅にずれてしまいます。もし、お昼の12時を朝と体が認識すれば、夜の6時になっても体は「お昼」くらい、夜10時は夕方くらいの感覚。これでは眠くなるはずがありません。夜になっても体が夜と認識しないからです。

お子さんが夜の10時を過ぎても眠らないとしたら、もしかすると朝食のリセット効果が足りていないのかもしれません。

食事の内容とともに、気をつけたいのが食事の量です。

アンケート調査では、「朝食・昼食・夕食」の割合が「２・３・５」となる人が多く、１日のうちで夕食をたくさん食べるのが、日本の家庭では一般的となっています。しかし、夜の食べ過ぎは体内時計に悪影響を及ぼすことが分かっていますので、徐々にこの割合も変更していきたいものです。理想的には、

「朝食・昼食・夕食」「４・３・３」

を目指し、難しければ「３・４・３」、最低でも「３・３・４」にしていきましょう。お昼に関しては、バランスよく食べることを心掛ければＯＫです。「主食（ご飯やパン）、主菜（肉や魚、卵）、副菜（野菜や汁物）」がきちんとそろっている、ということです。そういった意味で、学校の給食はまさに理想的な昼食といえます。

家で作るより難しいのが、外食やお弁当、お惣菜を買って家で食べる「中食（ナカショク）」の場合です。外食や中食の特徴は、主食と主菜が多く副菜（特に野菜）が少ないことです。ですから、例えばコンビニ弁当をチョイスした場合には、サラダを追加するなどの工夫が必要です。厚生労働省で発表されている成人の野菜の１日の摂

取量の目安は350g（6〜8歳であれば240g、9〜11歳であれば290g、12歳は300g）ほど。ですからお昼に最低80〜100gほど取れるといいですね。コンビニでこれらの量をプラスするには、サラダの重量を確認してみるとよいでしょう。

「最低限だけど栄養バランスOK」の朝ご飯

ここでは具体的に、どのような食事が、簡単でしかも栄養バランスが整っているのか見ていきます。意識するのは「主食＋たんぱく質＋野菜」です。ただあまり難しく考えず、「主食にたんぱく質を足す」「野菜ジュースをプラスする」など、少しずつできることを増やしていきましょう。ツナ缶、チーズ、納豆、卵、鮭フレークなどは常備食材として、常にストックをもつようにすると、忙しい朝に便利です。

・**おにぎり＋野菜ジュース**：おにぎりの具材は、ツナ、鮭フレーク、しらす、チーズなどたんぱく質の食材にします。

・**卵丼**：卵と余り野菜を炒めてご飯にのせる。味付けはしょうゆ、みりん、だしなど好みで。ご飯で炭水化物、卵でたんぱく質、そして野菜が一度に取れます。

・**ツナ＆納豆丼とサラダ**：ツナ缶と納豆をまぜてご飯にのせるだけ。１３３ページのドレッシングを作り置きしておくと便利です。

・**余り野菜雑炊・チャーハン**：冷蔵庫の余り野菜を使って、雑炊、もしくはチャーハンに。ツナ、鮭フレーク、しらす、卵、ひき肉などのたんぱく質食材を加えます。

・**ご飯と野菜の味噌汁＋卵焼き、納豆、チーズ、ハムなどたんぱく質おかず**：納豆、チーズ、ハムなどは料理不要のたんぱく質おかずです。上手に取り入れていきましょう。果物やオレンジジュースをプラスしたらさらにビタミン摂取がアップします。

・**サンドイッチ、ピザトースト、チーズトースト、ホットドッグ＋野菜ジュース**：パンにはさんだり、のせたりする具材をたんぱく質にします。

・**パン、ヨーグルト、サラダ、オレンジジュース**：ヨーグルトでたんぱく質を取ります。

手のかからないこれらのメニューですが、栄養バランスが整っているだけでなく、

図表 14　朝食の種類と集中度の変化

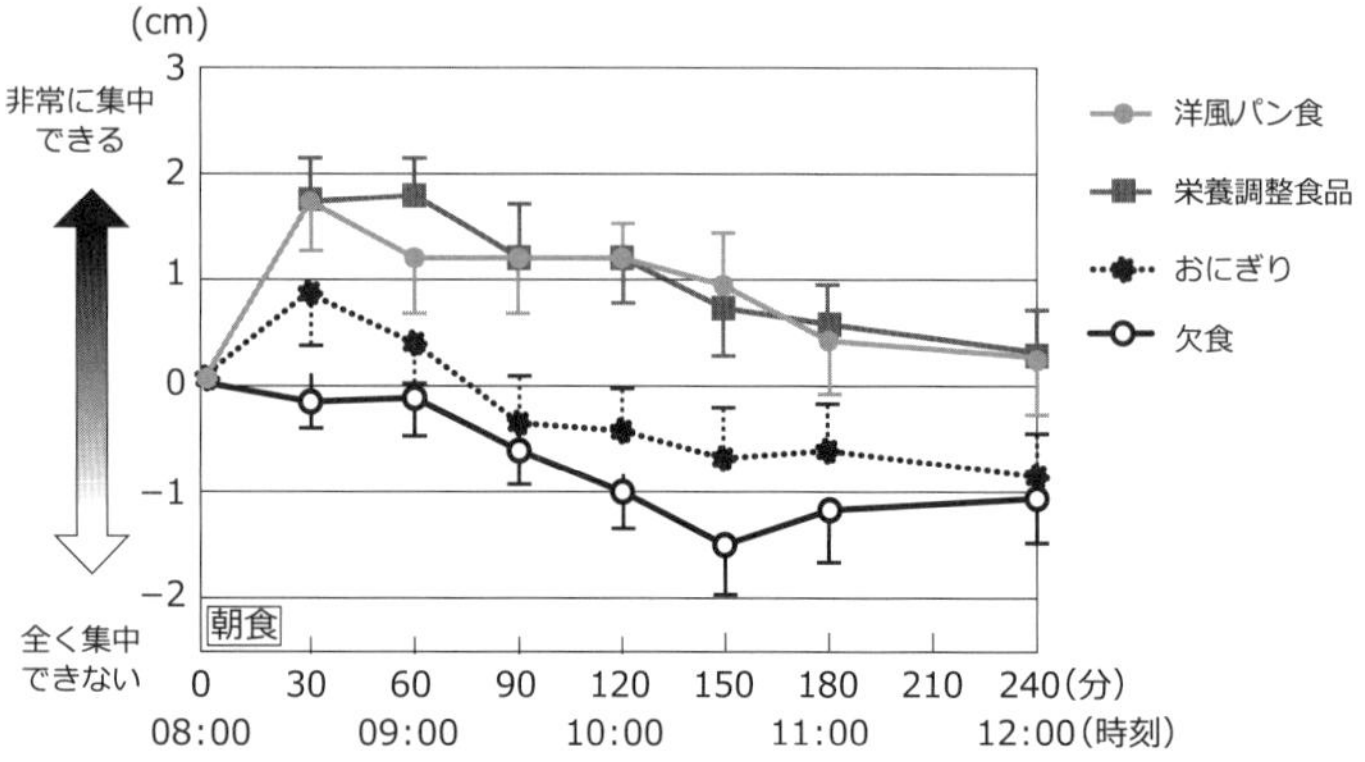

出典：日本臨床栄養学雑誌 29.35-43.2007. 改変

体内時計のリセットにぴったり。これならできそうではありませんか？

　このように栄養バランスが整った朝食を取ると、集中力が上がることも分かっています。まず、朝食を取ると、取らなかったときに比べて大幅に集中力がアップすることが分かります。さらに、それが栄養バランスの良い内容であれば、集中力は高い値で維持されるのです。そして集中力の低下も、穏やかになります。

新提案！　おやつを食べると太らない。ママにもうれしい意外な事実

おやつを食べると太らない。夜もよく眠れる。そんなうれしい事実が実験で分かってきました。理論はあとにして、まずはおやつに何を食べたらいいかをお伝えしましょう。お子さんと一緒におやつを食べれば、ママのダイエットにも、子どもの睡眠にも効果を発揮するので、一石二鳥です。

おやつはある程度お腹にたまり、食物繊維が含まれているものがベストです。コンビニでも買える玄米や大麦のおにぎりなどは、食物繊維がたっぷり入っているのでおすすめです。バナナ、焼き芋、グラノーラやコーンフレーク、野菜ジュースなどもいいですね。おやつですから子どもが一人で食べられるようなものを常備しておくとい

いでしょう。

そもそもおやつ（間食）というのは、子どもが足りない栄養を補うものであり、3度の食事で必要な栄養を摂取できる大人には、必要がないものです。しかし、体内時計から考えれば、おやつを食べたほうが「夜型になりにくい」ということが分かっています。ですからお子さんと一緒に、ママもおやつを取り入れてください。


では、おやつを食べるとなぜ太らないのか、その理由を見ていきましょう。

私も参加した最近の実験結果は次のとおりです。

参加者を「間食なし群（N）」「グルコース群（ブドウ糖）（G）」「フルーツグラノーラ群（F）」「夕食後にフルーツグラノーラ群（A）」の4つのグループに分け、夕食後の血糖値の推移を調べました。血糖値の上昇は、肥満につながります。ですから、夕食の血糖値を上がりにくくすれば、肥満防止になるというわけです。このように昼食と夕食の間におやつをはさむことで、夕食の血糖値が上がりにくくなる現象のことを「セカンドミール効果」と呼んでいます。

グラフを見ると、フルーツグラノーラを食べたグループ（F群）で、夕食後の血糖

図表 15　間食・夕食の栄養成分と夕食後血糖値の推移

	間食		夕食
	グルコース	フルーツグラノーラ	
エネルギー(kcal)	114	114	551 ～ 571
糖質（g）	34.0	16.2	82.6 ～ 87.5
食物繊維（g）	0.0	2.7	3.4 ～ 5.3
タンパク質（g）	0.0	2.1	17.3 ～ 19.4
脂質（g）	0.0	3.9	13.7 ～ 16.7
ナトリウム（mg）	0	46	646 ～ 741
カリウム（mg）	0	70	407 ～ 542
カルシウム（mg）	0	6	73 ～ 268
リン（mg）	0	50	163 ～ 203
鉄（mg）	0.0	2.3	1.1 ～ 1.9

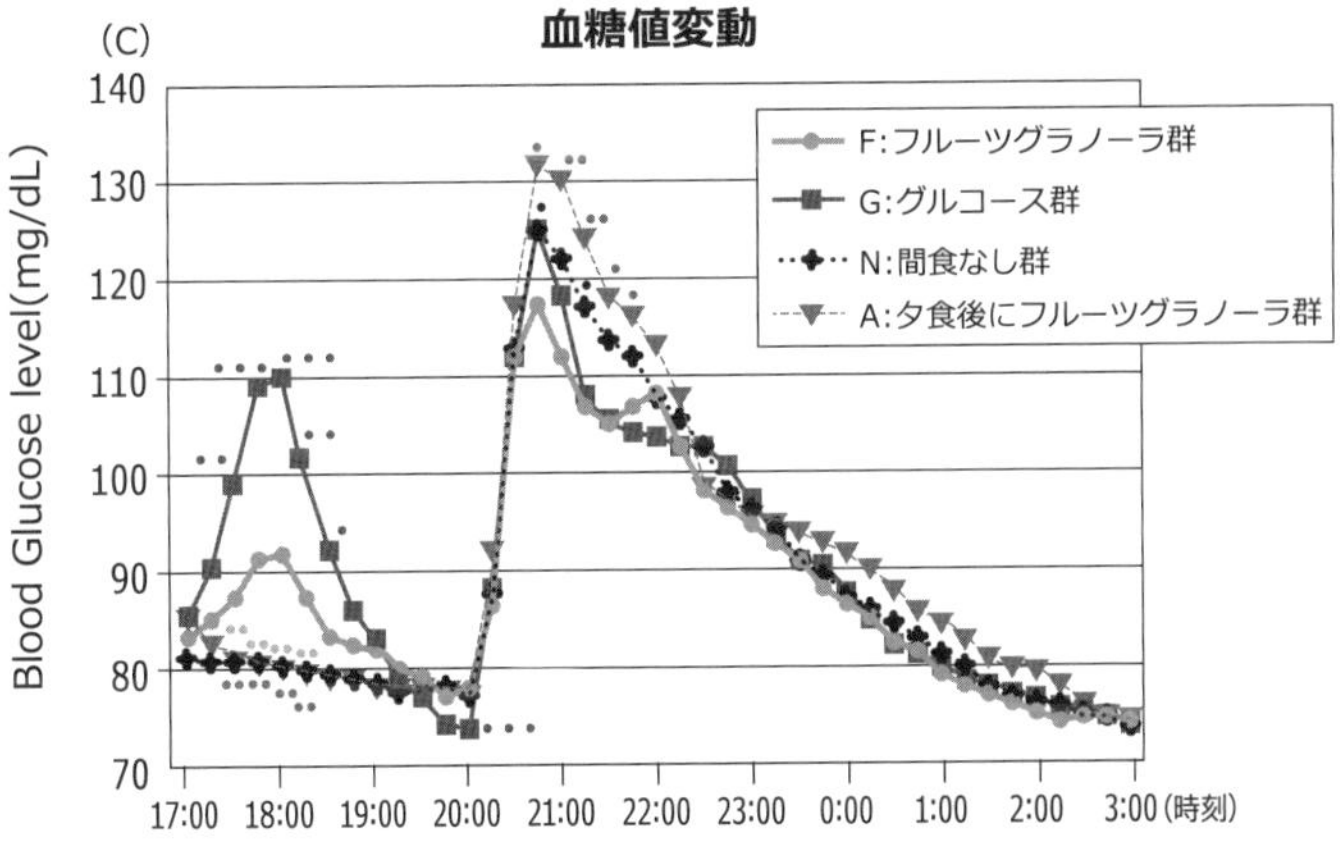

出典：古谷 彰子、増冨 裕文、石原 克之、平尾 和子、フルーツグラノーラ間食が夕食後血糖値及び、睡眠の質に与える影響、第７回時間栄養学会抄録集、pp20、2020

値の上昇が抑えられていることが分かります。おやつを食べなかったグループ（Ｎ群）より、低い値となっているのです。おやつならなんでもいいわけではなく、グルコース水、つまりジュースだけのようなおやつではセカンドミール効果は見られませんでした。また、おやつにグラノーラを食べた群では睡眠中に起きてしまう中途覚醒回数が少ないので、良い睡眠であることも分かります。

　この実験で用いたフルーツグラノーラは、１食26ｇあたり２・７ｇの食物繊維が含まれています。これまでにも、食物繊維を多く含む食品のセカンドミール効果が報告されてきましたが、今回の実験でも食物繊維を多く含む食品が夕食時の血糖値上昇を抑制することが示されました。おやつには、食物繊維を含んだものが良いのです。

　このように見ていくと、昔からいわれている「３時のおやつ」というのは理にかなっています。血糖値が上がり過ぎると、睡眠にもマイナスの影響が出ます。３時のおやつを食べることで、のちに続く夕食の血糖値の上昇が緩やかになれば、夜もぐっすり寝られるようになるのです。昔の人は、こういったことが経験から分かっていたのかもしれません。

現状の研究から、おやつの時間はおやつが１００キロカロリー程度であれば、だいたい夕食の３時間前くらいがいいと考えています。夕食の時間が遅い場合は、おやつの時間も少し後ろ倒しにしてもいいかもしれません。

このように、子どものおやつの時間や質をちょっと工夫するだけで、お子さんの睡眠の質が変わります。夜ぐっすり寝るためのおやつを、今日から始めてみてください。

夕食が遅くなるときに取っておきたい「分食」

少し大きなお子さんで、部活や塾で夕飯が遅くなる子にも、この方法は使えます。夕飯が８時、９時になってしまうのであれば、夕方に炭水化物を含む食品を食べ、夕飯ではその分の炭水化物を抜くことで、遅い夕飯による血糖値の上昇を抑えることができるからです。例えば、塾前の６時におにぎりを食べる。帰ってきて９時に食べる夕飯はご飯を抜く、という感じです。おかずはそのまま食べて大丈夫です。こうすることで、セカンドミール効果で血糖値の上昇をセーブできるだけでなく、夜遅くに炭水化物を取らないことでも、血糖値の上昇を抑えることができます。

受験生やティーンエイジャーは特に、どうしても夜型になってしまいがちです。睡眠の質を確保するために、夜の急激な血糖値の上昇を分食することで抑えましょう。

これは、残業続きの親御さんにもいい方法です。夕飯が遅い時間になると、どうしてもお腹が空いてしまいます。そしてこれは夕飯の量が増える原因の一つにもなります。夕飯の３時間ほど前に一度炭水化物を取り、帰ってからはおかずだけで夕飯を軽くすませるようにすると、食べ過ぎも血糖値の上昇も防ぐことができます。

夜型の生活は肥満につながります。それを回避するためにも、分食は有効なのです。

夕食は「イモ」を中心に。イモ類の炭水化物で、ぐっすり眠る

夜のメニューで気をつけることは、血糖値を上げないこと。血糖値の上昇は肥満につながるだけでなく体内時計を朝にリセットする効果があるため、夜は血糖値を上げたくないのです。また、血糖値が安定していると、眠りも深くなります。

そのために役に立つ食材がイモ類です。

ジャガイモ、サツマイモなどイモ類のデンプンは、食物繊維を多く含んでいるため、血糖値が上がりにくい食材です。もし、どうしても「お茶わんでご飯を食べたい」というのであれば、玄米にしたり、大麦を混ぜて炊いたりするのもいいでしょう。特に大麦には血糖値を抑える働きがありますから、ダイレクトに血糖値の上昇を抑えてく

れます。また、ご存じの方も多いと思いますが、食べる順序によって、血糖値の上がり方は変わります。いきなりご飯からスタートすると、糖がいきなり吸収されることとなり、血糖値は急激に上昇します。昔は「サラダから」などといわれていましたが、現在ではご飯でなければ肉や魚などの主菜でもいいとされています。夕飯でご飯を食べるなら、せめてご飯以外のものから食べ始めるくせをつけてください。

栄養素として炭水化物は必要です。しかし、夜に白米を食べると血糖値が上がり体内時計を朝型にずらしてしまうだけでなく、睡眠に悪影響を及ぼすというマイナス面があります。そうであるなら、朝と夜とで摂取する炭水化物の種類を朝食のところでご説明したように、以下のように分けるのが得策です。

●朝食：穀類系（米、小麦、トウモロコシなど）

●夕食：イモ類系（サツマイモ、ジャガイモ、里芋など）

実際に、夕飯の炭水化物をイモ類系に代えて、子どもの睡眠にどのような影響があったのかを調べた研究結果をご紹介します。

期間は1週間。夕食の炭水化物はイモ類系のみにしてもらいました。体内時計は明暗が分かる生後3カ月ほどでできるといわれています。そうすると、朝と夜のリズムができるようになるのです。ですから、この時期を過ぎても夜泣きがひどい、寝るのが遅いといったことがあるなら、体内時計が乱れていると考えることができます。対象は食事が取れる2歳以降としました。

ある保育園で2歳から6歳児の50名を対象にアンケート調査をしたところ、約60・4%の園児が7時前に起床していました。それぞれの就寝時間は、左記のようになっていました。（講談社エディトリアル〔編集〕『食と医療 12号 WINTER-SPRING』）

・午後8：30前　3%
・午後8：30〜9：00　31・2%
・午後9：00〜10：00　51・5%
・午後10：00〜11：00　14・2%

・午後11：00以降　１％

このように、就寝時間が８時30分前の園児はたったの３％。いちばん多かったのが、９時台で約半数を占めていました。仕事の関係で「朝早く起こさなければならないけれど、８時30分前に寝かすことは難しい」という様子がうかがえます。確かに、お迎えが６時や７時だと、ご飯、お風呂をすませたら９時以降になってしまうというのは、本当によく分かります。

そこで、９時以降に就寝するタイプの方に、１週間、食事の指導をしました。指導した内容は、時間栄養学に基づく食事とし、次のとおりとしました。

【時間栄養学に基づく食事】

・朝、昼、晩の３食を食べる
・朝・昼をしっかり。夕飯は控えめに
・朝は青魚、穀類（ご飯、パン）を取る
・夕食は穀類をイモ類とする

・おやつは3時までに取る
・夕食が遅くなるなら、分食をする

おやつに関しては、夕食の3時間前に100キロカロリーくらいのものとなるように指示をし、夕飯はご飯のかわりに、ポテトサラダやポテトグラタンにしてもらいました。そして、就寝1時間前までには食べ終えてもらいます。作るのが大変という方のなかには、お惣菜を利用している方もいました。

そして1週間後の結果は、次のようになりました。

・47・3%の園児の就寝時間が、平均1・3時間早まった
・さらに1週間継続して指導した17名は、平均して2・1時間睡眠時間が早まった

1週間で、約50%のお子さんの睡眠時間が早まるという結果が出たのです。10時に寝ていた子の就寝時間が、およそ8時40分になったのですから、かなりの成果だといえるでしょう。

ただ、これは私の考察なのですが、食事の効果もさることながら、お母さんが「早く寝させよう」という気持ちになったことが大きいのではないかと考えています。「早く寝るための食事を用意している」という事実が、「この子たちを8時半に寝かすぞ」という強い目的意識につながったのかもしれません。また「子どもの朝ご飯の食べ具合が良くなった」という声が多く聞かれました。夜を軽めにすることで、「お腹空いた」と起きるようになる子もいました。

そしてお子さんの睡眠時間を前倒しにすることに成功した方のなかで、17名の方がさらに1週間、この取り組みを継続してくれました。皆さん、お子さんが寝ていたのが10時台の方でしたから、約1時間20分、時間が浮いたことで、精神的にも体力的にも楽になったことが実感できたのだと思います。

寝る直前に食べると、脳が休めない。寝る1時間前までに食事をすませる

先ほどの調査で「就寝の1時間前には食べ終える」という項目があったことが、気になった方もいると思います。実はこれも、血糖値対策なのです。イモ類系デンプンに代えたとはいえ、食べた直後はある程度、血糖値が上がります。これを少し下げてから寝てもらいたいというのが、時間をあける狙いです。

血糖値の上昇は、「ノンレム睡眠」と呼ばれる深い眠りを妨げてしまいます。すると、良質な睡眠が取れなくなるのです。実際に、さきほどのグラノーラの実験でも、夜中ノンレム睡眠でなくなり、目覚めかける中途覚醒回数が、夕食の血糖値がいちばん低いフルーツグラノーラ群でいちばん回数が少ないという結果でした。ですから、夕飯の血糖値を上げ過ぎないことは、安眠対策になるのですね。1時間ほど経てば血

図表16　中途覚醒の回数

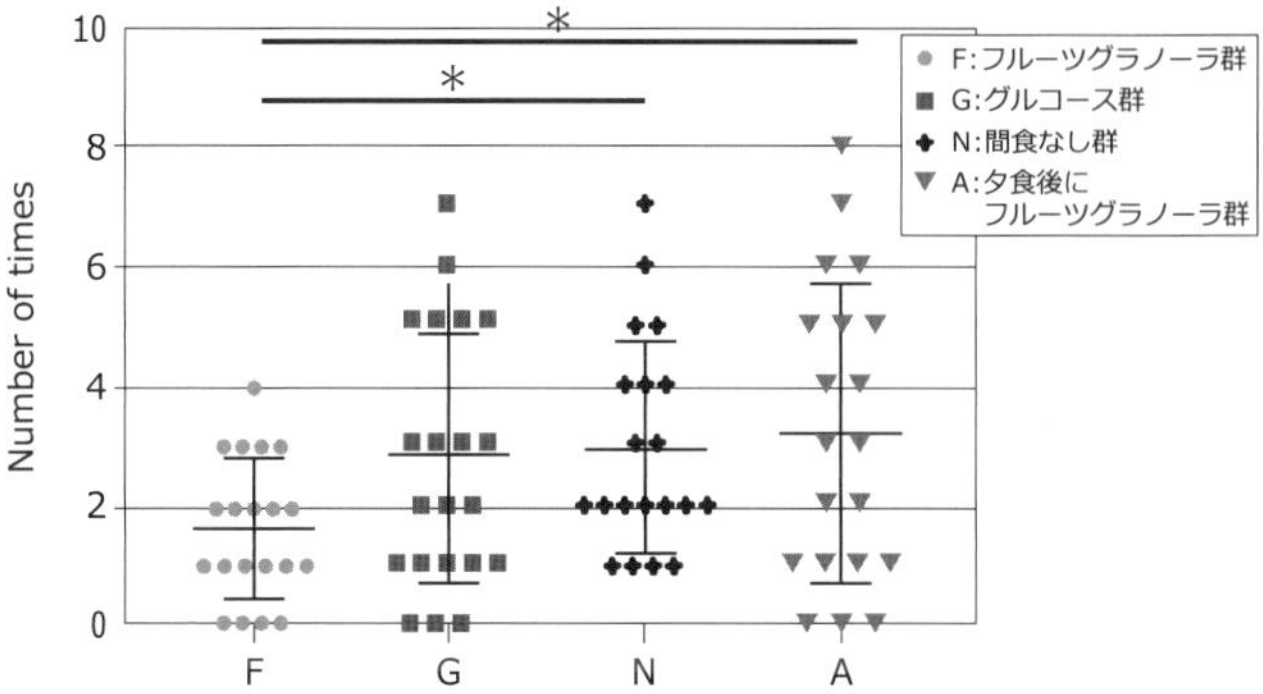

出典：古谷 彰子、増冨 裕文、石原 克之、平尾 和子、フルーツグラノーラ間食が夕食後血糖値及び、睡眠の質に与える影響、第7回時間栄養学会抄録集、pp20、2020

糖値は下がってきますから、それ以降であれば寝かせても大丈夫というわけです。

また、血糖値が上がるとインシュリンが分泌されてしまいます。インシュリンは、体内時計を朝型に変える物質ですから、夜にはあまり多く分泌されないほうが望ましいのです。

これは余談ですが、この食事は体内時計の調節と質の良い睡眠を取る目的のほかに、ママ（そしてパパ）のダイエットにもなります。そもそも血糖値を上げ過ぎないということが、肥満防止につながります。血糖値が上がると、インシュリンが多く分泌されます。インシュリンには脂肪を蓄積する作用がありますから、この分泌を防ぐことが肥満防止になるというわけです。

また、夜というのは「吸収がいい」時間帯です。胃腸が活発に動くのは、自律神経のなかでも「副交感神経」が優位なときです。自律神経は体を活動的にするアクセルの役割をする「交感神経」と、体を休ませようとするブレーキの役割をする「副交感神経」とで成り立っています。24時間のくくりで見ると、朝はアクセルの交感神経が優位となり、夕方頃からブレーキの副交感神経が優位となってきます。

これらの自律神経はこのように時間だけでなく、精神の状態によっても変化します。皆さんも、大勢の前での発表や試験のときなど、きっとお腹は空かないはずです。「緊張で食べ物が喉を通らない」などと表現されることもあります。このような緊張状態にあるとき、私たちの自律神経は交感神経が優位となり、胃腸の働きが鈍ります。そして発表や試験が終わり、緊張から解放されたとたんにお腹が空く。これはリラックスしたことで副交感神経が優位になり、胃腸が活発に動きだすためです。

通常夕方以降は副交感神経が優位となりますから、吸収率はよくなります。もし朝食、昼食、夕食で同じメニューを取ったとしても、夕食のほうが吸収率がいいということになります。ですから夜遅い時間に食べてすぐ寝ると、体がリラックスした吸収率のよい時間帯に食べ物が胃腸に入りますから、普通よりも太ってしまうというわけです。食後の間食で太ってしまうのは、そのためです。

最近はわが子の体重を気にしている親御さんも多くなっていますが、体内時計を正しく動かす食事をすることで、自然と体重の調整にもつながります。

インシュリンとは何か？

時間栄養学の一つの大きな要素であるインシュリンについて、ここで一度まとめておきましょう。インシュリンは膵臓から分泌されるホルモンです。血液中からブドウ糖を取り込み、細胞がエネルギーとして活用するのを助けます。インシュリンが「血糖値を下げるホルモン」として説明されるのは、血液中からブドウ糖を細胞に取り込むことで、血液中のブドウ糖を減らす、つまり血糖値を下げることにつながるからです。

このインシュリンに体内時計を動かす役割があることが判明し、「食事を変えることでインシュリンの分泌量を変化させ、体内時計の調整につなげる」ということが行われるようになってきました。

具体的には、インシュリンの分泌が多ければ、体内時計はリセットされ、少なければされないということです。ですから体内時計をリセットしたい朝にはインシュリンが分泌されやすい食事を、リセットしたくない夜にはインシュリンが分泌されにくい食事をするといいわけです。

では、インシュリンが分泌されやすい食事というのは、どのようなものなのでしょうか。それは血糖値を上げる食事です。血糖値が上がれば、それに応じてインシュリンは多く分泌されることになります。76ページでお話しした米、小麦、トウモロコシなどの穀物系の炭水化物は、インシュリンを上昇させる食品です。そのため、体内時計をリセットしたい朝食として摂取するのがいいのです。

一方夜は、体内時計のリセットは必要ありませんので、血糖値をなるべく上昇させない食事が理想です。血糖値の上昇は、睡眠にもマイナスの影響を与えますからそういった意味においても、夜は血糖値を上げないほうがいいのです。夕食は血糖値を上昇させにくいたんぱく質などをメインとし、炭水化物もサツマイモ、ジャガイモ、里芋などのイモ類系にすることで、血糖値の上昇を抑えます。

朝食で血糖値を上げるのはいいのですが、ふり切れるほど一気に上げなくても、リセット効果につながると考えられています。これは私のこれから先の研究になるのですが、パンだけ、ご飯だけという単品よりも、魚油やたんぱく質などと組み合わせたほうが、リセット効果が高いことが分かったからです。メニューにおいても、和定食をおすすめしたり、コンビニで買うにしても、ツナサンドやシャケおにぎりをおすすめしているのはそのためです。

体内時計の理論に基づいた「時間栄養学」とは

第2章ではお子さんに「いつ」「何を」食べさせたらよいかというお話を、体内時計にそって具体的にお話ししてきました。このような「いつ何を食べるべきか」という知識は、「時間栄養学」と呼ばれています。食事によって、体内時計に作用し体のリズムを保つための学問です。

もとは「時間薬理学」という学問が出発点でした。例えばがん細胞というのは、増殖しやすい時間帯が分かっています。ですからその時間帯に合わせて抗がん剤を投与すれば、最大の効果が得られるわけです。これが時間薬理学です。身近な例でいえば花粉症も同じです。花粉症の薬を寝る前に飲むように処方されている方もいると思います。花粉症は朝方に発症しやすいので、花粉症の薬は昼間飲むよりは、寝る前に飲んだほうが朝の花粉症の症状を抑えることができるからです。

食事で取る栄養素も薬と同様、時間によって体への作用が変わってきます。朝食で取る炭水化物とたんぱく質の組み合わせが、体内時計をリセットするといった知識は、この時間栄養学からくるものです。

このように食事の時間と内容を、体のリズム、つまり体内時計を軸にして考えると、食事の取り方で体にさまざまな作用を及ぼすことが分かってきました。お話ししてきたように、睡眠に関していえば夕食を取る時間と内容を変えれば、良質な睡眠を導くことができます。

時間栄養学には2つの目的があります。一つは「体のリズムに合わせた食事を取る」ということ。もう一つは「体のリズムが崩れたときに元に戻す」ということです。このように「体を整える食事」「体を元気にする食事」を考えるのが、時間栄養学なのです。

時間栄養学について詳しく勉強せずとも、これまでお話しした基本的なことさえ守っていれば、親子ともに、夜ぐっすり寝て、朝スッキリ起きることができるようになりますし、肥満も防ぐことができます。
ここでもう一度おさらいをしておきましょう。

《朝食》

・炭水化物は穀物系（米、パン、うどんなど）
・たんぱく質（できれば魚油を含んだもの）

《おやつ》

・食物繊維を含んだ炭水化物
・夕飯の3時間ほど前に取る（100キロカロリー程度）

《夕食》

・炭水化物はイモ類系（ジャガイモ、サツマイモ、里芋など）
・量は控えめにする
・就寝の1時間前には食べ終える

第3章では忙しい皆さんが作りやすいレシピや、お子さんが一人でもチャレンジできるレシピを掲載しています。忙しい毎日のなか、このような食事を続けるためには、コツが必要です。簡単でおいしいレシピに、ぜひチャレンジしてみてください。

コラム
❷

「夕飯は軽く」は、忙しいママにもぴったり

夜のメニューで気をつけることは、血糖値を上げないこと。それは肥満防止だけでなく、深い眠りと、体内時計のリセットを防ぐためでした。そのために、夕飯は軽いほうがいいのです。忙しいママには、きっとこのほうがありがたいはず。仕事を終えてからの夕飯作りは、本当に大変ですよね。夕飯をちゃんと作らなくてはいけないと思えば思うほど、イライラしたり、できない自分にがっかりしてしまうからです。夕食は簡単で、軽くていいと分かっていれば、毎日ボリュームと品数の多い夕飯を作る必要はありませんし、「これでいいか」という気持ちがもてれば、それは心の余裕につながります。せっかく家に帰ってきたのに、ピリピリして「今忙しいから！」と言うお母さんより、たとえ夕飯の品数がちょっと少なくても、朗らかでいてくれるママのほうが子どもはうれしいはずです。

旦那さんの手前、おかずの数が必要というのであれば、お子さんが寝たあとにお肉だけ焼いてもいいですよね。そして同じお肉は翌日の朝の下ごしらえとしてしまいましょう。そういったサイクルを回していくほうが、結果的に体内時計にプラスに働きます。

第3章

忙しいママでもすぐできる！賢い子を育てる簡単・最強レシピ

時間栄養学的、簡単レシピ

これまでお話ししてきた時間栄養学にそった食事のレシピをご紹介します。基本の「水だしの取り方」「大麦ご飯の炊き方」をご紹介したあと、年齢別に「朝ご飯」「おやつ」「夜ご飯」の順で掲載されています。年齢の分け方の目安は、その年齢のお子さんが好むもの、お子さんが作りやすいもの、という基準です。ただ、離乳食のお子さん以外は、年齢に関係なく食べることができます。大人の方に満足してもらえるレシピも多いはずです。

お子さんが参加できる、自分で作れるレシピを多めに入れたのは、調理をすることで食べることへの意識を育むためです。食が細い子、偏っている子は特に、自分で作ることを通じて、食べることの楽しさを知ることができます。そういった食育という意味も含め、とても簡単でかわいいおにぎりの作り方などもご紹介しています。最初はうまく握れなくても、だんだん上手になっていきますし、例えばママが作ったおにぎりのラップに好きなシールを貼ってもらう、ということからスタートしてもいいのです。お子さん自身が「自分がご飯を作った！」と思えるようになる仕掛けを、ぜひ用意してあげてください。

ママたちは日々、とにかく忙しいはずですから、電子レンジや炊飯器を活用したなるべく手間をかけないですむようなレシピを選びました。レシピどおりでなくても、材料を家の冷蔵庫にあるものに置きかえて調理すれば、違った料理になります。例えば豚肉を鶏肉に変えるだけで、違った一皿になるはずです。

また、分量を増やし、まとめて作っておくのもいいでしょう。例えば１１７ページでご紹介する大麦ご飯は、まとめて炊いておけば、ご飯として食べられるだけでなく、サラダに混ぜたり、スープの浮き実にしたりと広く活用することができます。水だしも私はいつも作り置きをしておきます。毎日一からだしを引くことはできなくても、麦茶を作るくらいの手間で作り置きをすることならできるからです。

毎日のことですから、頑張り過ぎは禁物。おいしく、栄養のあるものを、お子さんと楽しみながら作っていきましょう。

基本

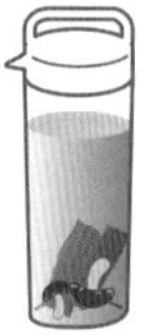

水だし

いつでも天然のだしでお味噌汁が作れるように、だしは作りおきをしておきます。簡単でおいしく、子どもがお味噌汁をお代わりするようになります。離乳食にも使えます。

1　水を入れたボトルに、昆布と干しシイタケを入れる。

2　一晩おく。

＊冷蔵庫で１週間弱はもちます。

材料

①水：１リットル
②昆布：
　５g（５cm × 10cm）
③干しシイタケ：３個

基本

浸水なし！　鍋で作るご飯

炊飯器よりもずっと早く炊くことができます。忙しい朝を炊きたてのご飯でスタート。

1　米を洗い、鍋に入れる（土鍋でもフライパンでもOK）。
2　米が鍋の底にまんべんなく広がるよう水を入れる。
3　フタをして、強火で一気に沸騰させる。沸騰が始まったら、最弱火にして10～15分炊く。音がシューシューから、パリパリし始めたら余分な水分が飛んだ証拠なので火を止める。
4　５分（できれば10分）程度、フタを取らずそのままで蒸らす。

材料

①お米：
　１合
②水：
　240 cc

基本

大麦ご飯

炊いたものは冷凍できるのでご飯として食べるほか、スープの浮き実、サラダのトッピングとしても使えます。炊飯器で普通に炊けます。

1　大麦と大麦の分量の３倍の水を入れて、炊飯器で通常どおり炊く。

＊水を大麦の３倍加えると、βグルカンの量が多くなり、「好き」と答える割合が多いということが実験で分かりました。

材料

①大麦：適量

②水：大麦の３倍

例えば大麦 100g であれば、300mℓ の水で炊きます。

0歳

離乳食　基本のおかゆ

大切なのは無理をしないことです。個人差があるので、食べる量や進み具合はその子のペースに任せましょう。おかゆの水を水だし（116 ページ）に変えてもいいですね。初めの頃は、干しシイタケを入れずに昆布だけの水だしもおすすめです。

材料

米・ご飯と水の割合は、表を参照。

おかゆの種類	米と水の割合	ご飯と水の割合
10 倍かゆ	1：10	1：9
7 倍かゆ	1：7	1：6
5 倍かゆ	1：5	1：4

おかゆの種類	米と水の割合	ご飯と水の割合
4 倍かゆ	1：4	1：3
軟飯	1：3	1：2
通常飯	1：1.2	

0歳

ご飯と一緒に炊飯器でおかゆを炊く方法

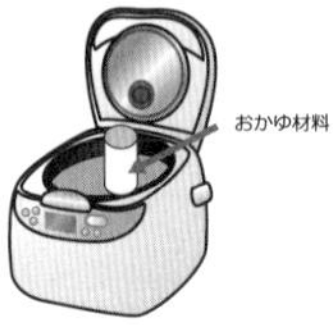

おかゆの材料を耐熱性のカップに入れ、炊飯器の中央に置く。
一緒にスイッチを入れるだけでご飯とおかゆが一緒に炊ける。

＊どうしても時間がないときは、炊いたご飯にお水を入れて電子レンジでチンしてつぶすだけでもおかゆになります。
＊たくさん作り過ぎた場合は、ジップロック®に入れ、平らにして冷凍庫に。1時間ほど経ったら指で線をつけます。完全に固まったらパキパキ折ってひとかけらずつ使えます。

1.5（離乳食終わり）～3歳頃

朝ご飯 レンジでゆで卵

電子レンジや卵の大きさによって、加熱時間は調節してください。卵の表面にはサルモネラ菌がいる可能性があるので触ったら必ず手を洗いましょう。

材料

①卵1個

1　アルミホイルで隙間なく卵を包む。
2　卵がすっぽり水に入るくらいの耐熱カップに水を入れ、ふんわりラップをする。
3　レンジの外側に置いてチン。Mサイズの卵で、600W4分程度。
4　粗熱が取れたらむく。

＊水の中にすっぽり入れることで、電子レンジでもアルミホイルを使用することができます。
＊好みの固さもあるので、多少分数は前後します。電子レンジの性質で時間を変えてみてください。

1.5(離乳食終わり)～3歳頃

朝ご飯 ジップロック®で卵サンド

1　ジップロック®の中にゆで卵とマヨネーズを入れる。

2　ファスナーを閉めてつぶす。

3　ジップロック®の下の角を三角に切り取り、絞り出し袋の要領でパンの上に絞り、はさむ。

材料

①ゆで卵：1個
（118ページ参照）

②パン：2枚
（サンドイッチ用など）

③マヨネーズ：大さじ1

④塩、こしょう：少々

1.5(離乳食終わり)～3歳頃

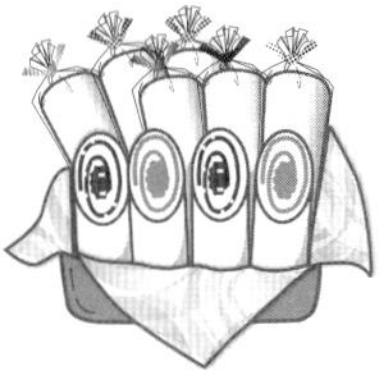

一人で朝ご飯 くるくるパン

材料を用意しておくと、お子さんが一人で朝ご飯を食べてくれるようになります。サンドイッチ用のパンなら、耳がなく扱いやすいので、小さなお子さんにぴったりです。

1　サンドイッチ用の食パンにハムをのせる。またはジャムをぬる。

2　くるくる丸めて棒状にする。

＊上下をリボンで結べば、かわいいお弁当用のサンドイッチになります。

＊ハムの代わりにジャムなどを使ってもOK。

材料

①サンドイッチ用のパン

②ハム：適量

1.5(離乳食終わり)～３歳頃

朝ご飯 **子どもと一緒に。海苔アートご飯**

ご飯を食べない、食が細い子には、こんな遊びの要素を入れてあげましょう。ハサミが使えない月齢であればちぎってもOKです。

1 ご飯を平らなお皿に盛る。

2 大判の焼き海苔をハサミで好きな形に切り、ご飯にのせる。

材料

①ご飯
②大判の焼き海苔

1.5(離乳食終わり)～３歳頃

おやつ **簡単バナナケーキ**

油で焼く代わりに、マグカップに入れてレンジでチン（600W４分程度）でもできます。

1 バナナは小さく切る（スプーンなどでつぶしてもOK）。

2 １にホットケーキミックス、牛乳を混ぜ、油で両面をこんがり焼く。

＊甘みが足りないときは、砂糖やはちみつを加えても（乳児ボツリヌス症予防のため、はちみつは１歳を超えてから）。

材料（マグカップ１つ分）

①バナナ：半分
②ホットケーキミックス：大さじ３
③牛乳：大さじ２
④油（風味を出すならバター）：少々

1.5(離乳食終わり)～3歳頃

夜ご飯 **キノコともやしの豆乳鍋**

豆乳をトマトジュースに変えればトマト鍋になります。

1　鶏肉、ねぎ、しょうがを鍋に入れて火にかけ、アクを取りながら20分ほど煮る。
2　煮ている間に石づきを取ったエノキとしめじをさく。
3　豆腐をカットする。
4　1が煮立ったら、2、3ともやし、豆乳を入れて、塩、こしょうで味を調える。

＊キノコともやしでなくても、根菜類をプラスしてもおいしいです。

材料

①鶏肉：200g
②豆腐：½丁
③ねぎ（青い部分）：１本分
④しょうが 薄切り：３～４枚
⑤エノキ：お好きな分量
⑥しめじ：お好きな分量
⑦もやし：お好きな分量
⑧豆乳：400㎖
⑨塩、こしょう：適量

4～6歳頃

一人で朝ご飯 **サンドイッチ**

手先を使う練習にぴったりです。ちぎる、ぬる、はさむ、切るなど、たくさんの作業を経験することができます。

1　レタスとハムをちぎる（月齢が高ければ「子ども包丁」で切ってみる）。
2　マヨネーズをパンに適量ぬり、１をはさむ。

材料

①パン(サンドイッチ用など)
②レタス：適量
③ハム：適量
④マヨネーズ：適量

4～6歳頃

朝ご飯 **アボカドマグロ丼**

アボカドはスプーンでくり抜いてもOK。お好みでごまや納豆を加えてもおいしいです。

1　アボカドを食べやすい大きさにカットする。
2　マグロのぶつ切りを1に加えて、ごま油・しょうゆで味を調える。
3　器によそったご飯の上に2をのせる。

材料（小さい丼1杯分）

①ご飯：適量
②アボカド：½個
③マグロぶつ切り：100g
④ごま油：小さじ1
⑤しょうゆ：小さじ1

4～6歳頃

朝ご飯 **無限きゅうり**

1　きゅうりを斜め薄切りにする。
2　1を電子レンジ600Wで1分半加熱。
3　流水で粗熱を取り、水気を切ったら汁を切ったツナ缶、鶏がらスープとごま油であえ、味を調える。

材料

①ツナ缶：1缶
②きゅうり：3本
③鶏がらスープ：小さじ½～1
④ごま油：少々
⑤こしょう：少々

4～6歳頃

おやつ **納豆ピザトースト**

ケチャップの塩分が気になる場合は、幼児用を使ってください。

1　食パンにケチャップをぬり、ひきわり納豆をのせる。
2　粉チーズをかけ、オーブントースターでチーズが溶けるまで焼く。

材料

①食パン８枚切り：１枚
②ひきわり納豆
③粉チーズ
④ケチャップ

4～6歳頃

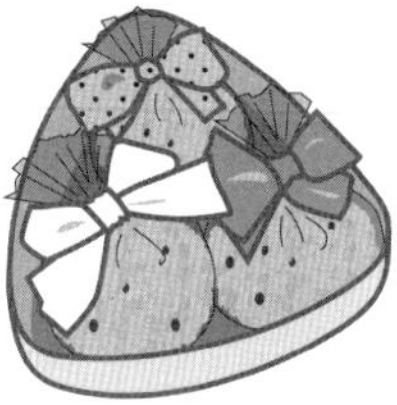

おやつ **子どもと作る一口おにぎり**

このおにぎりの目的は、味付けの材料を自分で選び、混ぜることです。そうすることで、食べる意欲へとつながります。２カ所で結べばうさぎさんのようになり、上下逆さにして顔をかいてテルテル坊主にしても。

1　子ども一口大の量のご飯に、しそふりかけ、鮭フレーク、ふりかけなどを混ぜる。
2　ラップの上でコロコロとお団子にして完成。
3　ラップの上部分をリボンで結ぶ。

材料

①ご飯：適量
②鮭フレーク、しそふりかけ、ふりかけなど：適量

4～6歳頃

夜ご飯 **枝豆ご飯**

1 熱湯に塩を入れ、枝豆をゆでる。
2 枝豆をさやから出す。
3 炊けたご飯に混ぜる。

材料

①ご飯：適量
②枝豆
③塩：適量

4～6歳頃

夜ご飯 **きゅうりの浅漬け**

調味料や塩昆布、ごまの量は、お好みに合わせて変更してください。お子さんの包丁の練習のために、きゅうりを切ってもいいですね。

1 きゅうりをジップロック®に入れて棒でたたく。
2 塩昆布、ごま、ごま油、しょうゆを1に入れて、もみ込む。

材料

①きゅうり：1本
②塩昆布：10g
③ごま：小さじ2
④ごま油：小さじ1
⑤しょうゆ：小さじ1

小学校低学年

朝ご飯 ジップロック®でオムレツ

1 ジップロック®に卵を割り入れる。
2 ねぎやチーズなどお好みの具材を入れる。
3 ファスナーを閉め、つぶす。
4 ジップロック®ごとゆでる。

＊フリーザーバッグには耐熱温度に違いがありますので、このレシピで使用する際は確認してください。

材料

①卵：３個
②ねぎ、チーズなど：適量

小学校低学年

朝ご飯 スープの素で炊き込みご飯

スープの素はわかめスープのような和風のものがおすすめです。お好みで三つ葉をのせても。

1 米を研ぎ、２合に合わせて水加減する。
2 スープの素２袋としょうゆ、塩を入れ炊き上げる。
3 カニカマ６本を割いて入れ、よく混ぜる。

材料

①米：２合
②インスタントスープの素（和風系のもの）：２袋
③カニカマ：６本
④しょうゆ：大さじ１
⑤塩：少々

小学校低学年

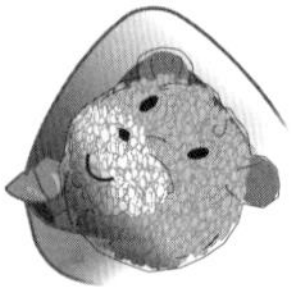

おやつ **くまさんおにぎり**

1 鰹節１袋に適量のしょうゆを垂らしてご飯と混ぜ、丸く握る。
2 小さいおにぎりを作って１のおにぎりの下あたりにのせる（鼻と口の部分）。
3 乾燥パスタにキャンディチーズをさし、耳の位置にさす。
4 海苔で目や鼻、口を作って貼りつける。

材料

①ご飯：適量
②鰹節：１袋（約 2.5g）
③乾燥パスタ：適量
④キャンディチーズ：適量
⑤海苔：適量
⑥しょうゆ：適量

小学校低学年

おやつ **カップでケーキ**

1 ボウルに卵を割り入れて混ぜる。
2 砂糖、バター、薄力粉、ベーキングパウダー 1.5g を１に混ぜ耐熱カップに入れる。
3 電子レンジ 600W で３～４分。竹ぐしをさして生地が付かなくなれば OK。

＊面倒であればボウルを使わず、大きめの耐熱カップの中で混ぜても。

材料（マグカップ１つ分）

①薄力粉：40g
②卵：１個
③砂糖：大さじ１
（好みによって調節）
④バター：大さじ ½
⑤ベーキングパウダー：1.5g

※薄力粉 40g、ベーキングパウダー 1.5g を、ホットケーキミックス 50g で代用できます。

小学校低学年

夜ご飯 もやしナムル

1 もやし½袋を耐熱容器に入れ、軽くラップをしてチン！

2 粗熱が取れたら水気を絞り、ごま油、塩、ごまを加えてあえる。

材料

①もやし：½袋
②ごま：小さじ½
③ごま油：大さじ１
④塩：小さじ½

小学校低学年

夜ご飯 カボチャサラダ

1 ジップロック®に冷凍カボチャを入れ、電子レンジで火が通るまで加熱する。

2 粗熱が取れたら袋のままカボチャをつぶす。

3 切ったハム４枚とマヨネーズ適量で味を調える。

材料

①冷凍カボチャ：
　½袋（6～7切れ）
②ハム：４枚
③マヨネーズ：適量

小学校高学年

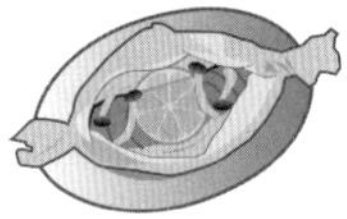

朝ご飯 **鮭の野菜あんかけ**

1　鮭を水で洗って拭き、1切れずつクッキングシートでキャンディのように包む。
2　好きな野菜を薄切りにする。
3　1の鮭を電子レンジ 600W で 1 分程度、火が完全に通るまで加熱する。
4　鍋にめんつゆと水だし、野菜を入れる。
5　野菜が煮えて沸騰したら、片栗粉(水に溶く)を回し入れ、とろみをつける。
6　5を鮭にかける。

材料

①鮭：2切
②お好みの野菜：ひとつかみ程度
③めんつゆ(3倍濃縮)：大さじ2
④水だし：大さじ5
⑤片栗粉：小さじ1

小学校高学年

朝ご飯 **炊飯器豚丼**

涼しい台所であれば夜のうちから準備し、タイマーをセットしておきます。生肉を入れっぱなしにするのが心配な場合は、肉をサラダチキンにし、炊く水を水だしにして、塩、こしょう、梅干しの味付けなどでも。豚肉をツナ缶一つに変えるだけのアレンジもおすすめ。

1　米を研ぎ、米1合分の水に、大さじ1の水を足す。
2　豚肉、玉ねぎの薄切り、焼肉のたれを入れてスイッチを入れる。
3　仕上げに卵黄や白ごま、小ねぎ、味が足りなければ焼き肉のたれをお好みでトッピングして。

材料

①米：1合
②焼肉のたれ：大さじ 1½
③玉ねぎ：¼ 個
④豚肉：200g
⑤卵黄、白ごま、小ねぎなどお好みで

小学校高学年

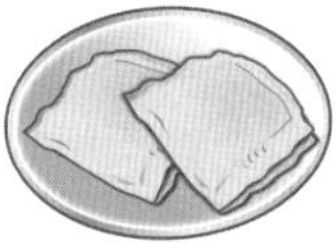

おやつ　**揚げないカレー食パン**

揚げたい場合は、周りに卵とパン粉を付けてください。パリッと揚がります。

材料

①食パン８枚切り
②レトルトカレー：適量
③ピザ用チーズ：適量

1　食パンの耳を落とし、真ん中をつぶしておく。
2　レトルトカレーとピザ用チーズをつぶした部分に入れ、食パンを重ねて四隅をフォークでつぶして留める。
3　トースターで表面がカリッとするまで温める。

小学校高学年

おやつ　**好きなジュースや牛乳で自家製フルフルゼリー**

ペクチン液の分量は自分の好きな固さになるよう調節してみてください。牛乳でなくても、好きな飲み物でプルッとした食感が楽しめます。お子さんと実験のように作ってみるのも楽しい。

材料

①ペクチン：1袋（11g）
②牛乳：200 ㎖
③シロップ：適量

1　お湯 120 ㎖にペクチンを入れ、ダマにならないようにかき混ぜる。溶けない場合はレンジで沸騰しないよう 10 秒ずつ様子を見ながら溶かす。
2　シロップを入れて好きな甘さにした牛乳 200 ㎖に 1 を大さじ 1 程度入れて混ぜる。

小学校高学年

夜ご飯 ビシソワーズ

忙しいときには撹拌しなくてもOK。冷蔵庫の余った野菜をプラスしてもいいですね。

1 ジャガイモと玉ねぎの皮をむき、薄くスライスする。
2 鍋にバターを入れ、1をしんなりするまで炒める。
3 水200㎖とコンソメ小さじ1を入れ、ジャガイモに火が通るまで煮る。
4 牛乳（もしくは豆乳）を入れて、ハンドブレンダー（もしくはミキサー）で撹拌する。
5 塩、こしょうで味を調える。

材料

①ジャガイモ：2個
②玉ねぎ：½個
③牛乳（もしくは豆乳）：400㎖
④バター：小さじ1
⑤コンソメ：小さじ1
⑥塩、こしょう：適量

小学校高学年

夜ご飯 レンチン長芋チーズ

1 長芋は皮をむいて1cmほどの輪切りにする。
2 ソースを付け、チーズをのせて電子レンジ600Wで2分半。長芋の量、レンジの性能で時間を調整するとよいでしょう

＊ミートソースやホワイトソースがおすすめ。
ソースなしで、しょうゆ、塩、こしょうでもOK。

材料

①長芋：適量
②ピザ用チーズ：適量
③ソース：適量

小学校高学年

夜ご飯 野菜の簡単味噌汁

1 水だしに、カット野菜を入れて火が通るまで煮る。
2 お椀に鰹節をひとつまみずつ入れておく。
3 １に味噌を溶かし、２に入れる。

材料

①水だし（116 ページ）：
　お椀１杯(約 200㎖)×人数分＋1
②カット野菜：１人分は適量
③鰹節：１人分ひとつまみ
④味噌：１人分大さじ１弱

レンジで簡単！　副菜あれこれ

ブロッコリーのナムル

ブロッコリーだけでなく、キャベツや玉ねぎに使っても。いろいろな野菜でおためしください。

1 ブロッコリーの房を耐熱容器に入れ、大さじ１の水（分量外）を回しかけ、ラップをふんわりかけてレンジでチン（600W で２～３分程度）。
2 白ごま、にんにく、塩、ごま油であえる。

材料

①ブロッコリー：
　140 g（約６房）
②白ごま：小さじ１
③にんにく（すりおろし）：小さじ１
④塩：小さじ ½
⑤ごま油：小さじ１

カット野菜 de 副菜

たれは万能ダレとして使えます。ピーマンやもやしにも合います。

1　カット野菜を耐熱容器に入れ、大さじ１の水（分量外）を回しかけ、ラップをふんわりかけて600Wのレンジで２～３分。野菜の種類や好みの固さなどによって加熱時間は変える。

2　ツナ缶、ごま油、鶏がらスープの素、塩、こしょうであえる。

材料

①カット野菜：200g
②ツナ缶：１缶（70g）
③ごま油：大さじ１
④鶏ガラスープの素：小さじ１
⑤塩：少々
⑥こしょう：少々

何にでも使える！　万能ダレ

味付けに迷ったらこれ。サラダ、豆腐、肉、魚など、どんなものにも使える万能ダレです。多めに作って、冷蔵庫に保存しておきましょう。約１カ月間保存可能です。

1　同量のしょうゆ、みりん、酒を混ぜる。

材料

①しょうゆ
②みりん
③酒
※①②③は同量（1：1：1）を混ぜる。

フレンチドレッシング

酢・油・塩・こしょうで作るシンプルなドレッシング。サラダ油と酢の割合は2：１。油をオリーブオイルに変えたり、小さじ１程度の砂糖を入れてまろやかさアップしたりすれば味を変えることができます。¼個分くらいのすりおろし玉ねぎを入れたり、レモンやすだちを搾ったりしてもおいしい。

1　塩と酢をしっかり混ぜたあと、油を入れてさらに混ぜ、白く濁ったら完成。

2　こしょうを適量加える。

材料

①油：½カップ
②酢：¼カップ
③塩：好みで調節
（小さじ¾程度目安）
④こしょう：適量

しょうゆドレッシング

フレンチドレッシングに、砂糖としょうゆを加えたレシピです。ごま油やアマニ油に変えてもおいしい。砂糖や塩、こしょうの量はお好みで。わさびや梅、ごま、大根おろしや柚子胡椒、七味唐辛子などを入れても。

1　油と酢としょうゆをしっかり混ぜる。

2　砂糖と塩、こしょうを適量加える。

材料

①油：½カップ　②酢：¼カップ
③しょうゆ：⅛カップ
④砂糖：小さじ½
⑤塩：好みで調節（小さじ¾程度目安）
⑥こしょう：少々

マヨネーズ系万能ドレッシング

マヨネーズ：酢＝3：1の比率で作ります。コールスローサラダ、マカロニサラダやポテトサラダの味付けにも使えます。お子さん向けには砂糖をコンデンスミルクにかえても。

1 すべての材料をよく混ぜ合わせる。

材料

①マヨネーズ：大さじ2
②酢：小さじ2
③砂糖：小さじ1
※甘みが苦手な場合は、砂糖は省く。
④塩、こしょう：各少々

味噌マヨドレッシング

子どもは味噌が辛いと食べづらいのではちみつや砂糖をプラス。大人は七味唐辛子を振ってもいいですね。

1 すべての材料をよく混ぜ合わせる。

材料

①マヨネーズ：大さじ2
②味噌：小さじ1

お味噌汁のために、冷凍を活用

お味噌汁は毎日作りたい。でも野菜を切るのが面倒……という方も多いようです。そのために、野菜はあらかじめ切っておいて、冷凍をしておくといいでしょう。冷凍に向く野菜はほうれん草や小松菜などの葉物、ブロッコリーなど。小分けにしておけば、そのままだしの中に入れて煮るだけです。

また、油揚げの冷凍もおすすめです。薄揚げの5枚入りなど、安いものを買ってきて、すべて切ってチャック付きの袋に入れて、冷凍しておきます。バラバラのまま冷凍されるので、必要な分だけ出して使いましょう。油が気になるなら、冷凍前に熱湯をさっとかけておけば大丈夫です。最近の油揚げは、それほど油っこくはないので、私は油抜きせずに使っています。以前はかけていたような手間を、かけずにすむ食材も増えていますから、上手に使っていきましょう。また、乾燥わかめなどの乾物を用意しておけば、これも入れるだけですみます。味噌は美容にもいいので、お味噌汁はぜひ毎日飲みたいもの。まずは何かのついでに冷凍野菜を常備しておきましょう。

あるのです。「甘いものを食べないと疲れが取れない」とか、「コンビニに寄ったら必ずお菓子を買う」とかいう何気ない習慣も同じです。とりあえず１週間やめてみると、「意外と大丈夫」ということはよくあるものです。

もう一つ、食習慣を変更する際のポイントは「減らすよりもなくす」ということです。減らすよりなくすほうがずっと楽ですし、うまくいきます。量を減らすのは非常に難しく、どうしても「あと少しだけ……」となってしまうからです。

どうしても夕飯後のアイスをやめられないという方がいました。ファミリータイプのものをいつも２、３本食べていて、どう考えてもそれが肥満の原因でした。最初「１本にする」とおっしゃったのですが、結局１本でやめることはできませんでした。ですから「夜は完全にやめて、食べるなら朝にしましょう」と提案。すると、夜のアイスをやめられただけでなく、朝に食べたいという気持ちも起きなくなったそうです。「食後にデザートが必要」という思い込みからも解放されたのです。

コラム❸

食習慣の変更は２週間が目安

長年培ってきた食習慣を、「そんなにすぐに変更できるだろうか？」と不安になる人は多いものです。しかし、これまでの食事指導の経験からいえば、まずは１週間、そしてだいたい２週間で変化させることができます。

例えば、「私の体の50％はポテトフライでできています」と、ポテトフライを食べ続けていた方がいました。「ポテトフライを食べないとやっていられない」と訴えられたのですが、「１週間経ったら食べてもいいので、１週間だけ我慢してみましょう」と説得しました。どうなるかと思っていたら、１週間後には「食べなくてもよくなってきた」と言うのです。「ではもう１週間頑張ってみましょうか」と言い、さらに１週間「断・ポテトフライ」をしてもらいました。２週間経ったので、「食べてもいいですよ」と伝えたら、「あまり食べたいと思わなくなりました」と。そしてそのあと、久々にポテトフライを食べたら、胃もたれをしてしまったとか。そこで、「こんなに食べていたんだ」と気がついたそうです。

習慣というのは思い込みによるところが大きいため、１週間でもその習慣をやめてみることで、抜けだせることが

第 4 章

栄養や成長に関するデータや情報を使いこなそう

栄養素と「食事バランスガイド」

よく見かけるのに、あまり世間に内容が認知されていないのが、この「食事バランスガイド」です。毎日の食事の基本を知るのにも便利なので、簡単にご説明しておきましょう。

私たちが取るべき栄養には、エネルギーや体を作る基となる3大栄養素「炭水化物」「たんぱく質」「脂質」に加えて、そのための補助的な役割をもつ「ビタミン」「ミネラル」があります。この5つの栄養素をまとめて5大栄養素といいます。

この食事バランスガイドは、これらの栄養素をバランス良く取れる献立作りに役立つように、食事の内容を「水」「主食」「副菜」「主菜」「牛乳・乳製品」「果物」「嗜好品（お菓子やジュース）」に分けて示したものです。年齢、性別、身体活動量によって、どれをどのくらい食べたらいいのかが分かります。

●食事バランスガイドと摂取目安

この表の特徴は、取るべき食事の内容を「1つ、2つ」といった分かりやすい単位「サービング（SV）」で表しているところです。何グラムだと続けるのが難しくても、「おにぎり1個＝1つ分」「スパゲッティー1皿＝2つ分」なら覚えられます。お子さんなら、主食はこの単位で「4つ分～5つ分」を1日のなかで取ればいい、ということになります。身体活動量が低いママも同じです。家族でバランスガイドを使いこなせるようになるといいですね。

急には難しいという方は、まず主食、主菜、副菜がきちんとそろった食卓が囲めているかだけ意識することからスタートしてみましょう。私も、栄養指導をする際にこのやり方を推奨していて、効果が出ています。「なんだか主食と主菜だけでサラダ（副菜）を食べないと気持ちが落ち着かない……」となるまで習慣化したら、バランスガイドで量を見ていくとよいでしょう。

食事バランスガイド

あなたの食事は大丈夫？

１日分：想定エネルギー量
2,220kcal±200kcal（基本形）

1日分	料理例
5~7つ(SV)	1つ分 ＝ ごはん小盛り１杯 ＝ おにぎり１個 ＝ 食パン１枚 ＝ ロールパン２個 1.5つ分 ＝ ごはん中盛り１杯 2つ分 ＝ うどん１杯 ＝ もりそば１杯 ＝ スパゲッティー
5~6つ(SV)	1つ分 ＝ 野菜サラダ ＝ きゅうりとわかめの酢の物 ＝ 具たくさん味噌汁 ＝ ほうれん草のお浸し ＝ ひじきの煮物 ＝ 煮豆 ＝ きのこソテー 2つ分 ＝ 野菜の煮物 ＝ 野菜炒め ＝ いもの煮っころがし
3~5つ(SV)	1つ分 ＝ 冷奴 ＝ 納豆 ＝ 目玉焼き１皿 2つ分 ＝ 焼き魚 ＝ 魚の天ぷら ＝ まぐろとイカの刺身 3つ分 ＝ ハンバーグステーキ ＝ 豚肉のしょうが焼き ＝ 鶏肉のから揚げ
2つ(SV)	1つ分 ＝ 牛乳コップ半分 ＝ チーズ１かけ ＝ スライスチーズ１枚 ＝ ヨーグルト１パック 2つ分 ＝ 牛乳瓶１本分
2つ(SV)	1つ分 ＝ みかん１個 ＝ りんご半分 ＝ かき１個 ＝ 梨半分 ＝ ぶどう半房 ＝ 桃１個

※SVとはサービング（食事の提供料の単位）の略

図表17　食事バランスガイド

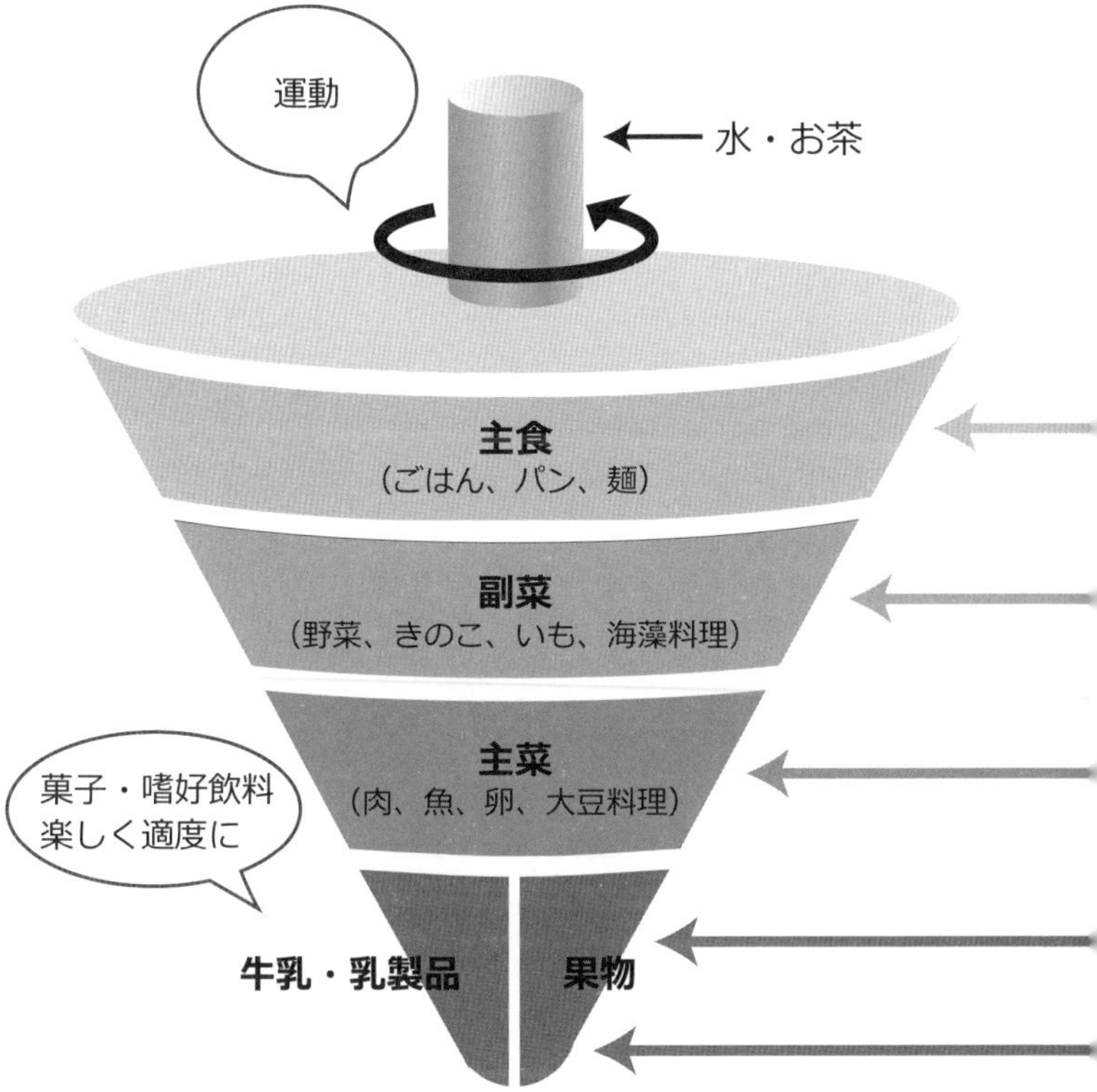

資料：厚生労働省・農林水産省「食事バランスガイド」

きっちり守っていくというよりは、だいたいの目安を頭に入れておくだけでかまいません。「副菜が足りないから、具だくさんのお味噌汁にしよう」というように、こういった基本的な知識が頭に入っているだけで、ちょっとしたプラスの工夫ができるようになるはずです。

成長曲線の見方

母子手帳にも、小学校の健康診断にも載っている成長曲線。ただ、一度も見方を教わったことがないという方が多く、結構このグラフの読み方を間違えている親御さんがいます。無駄な心配をしないためにも、ここで一度その読み方について理解しておきましょう。

これは１００パーセンタイル値といい、

「その年代の子どもが１００人いたとしたら、１番目から１００番目までの子がどのくらいの身長、体重になるか」が載っています。

例えば単に体重がいちばん上の線に載っている（体重が重いほうから３％）といっ

女子

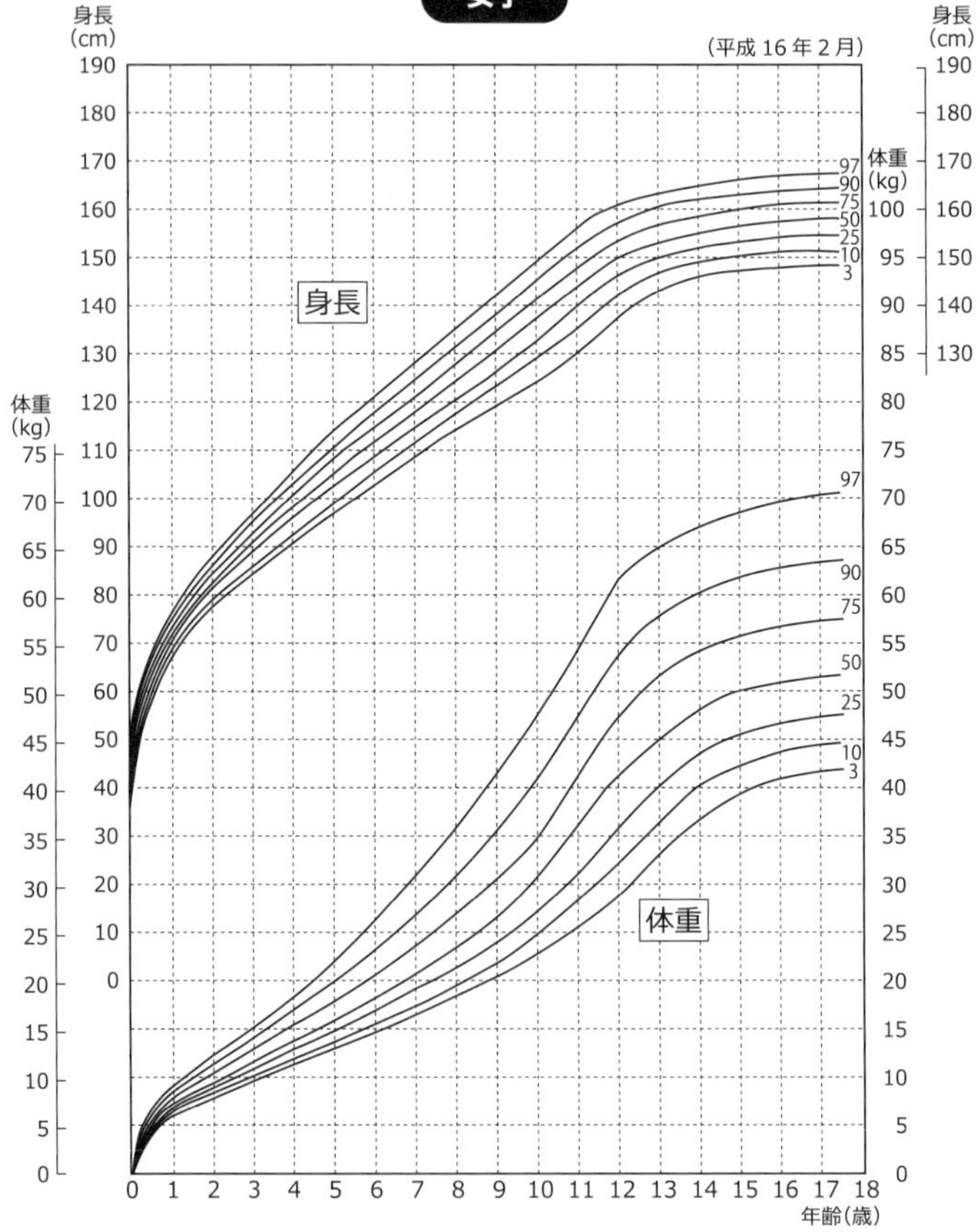

資料：厚生労働省「成長曲線」

図表18　成長曲線

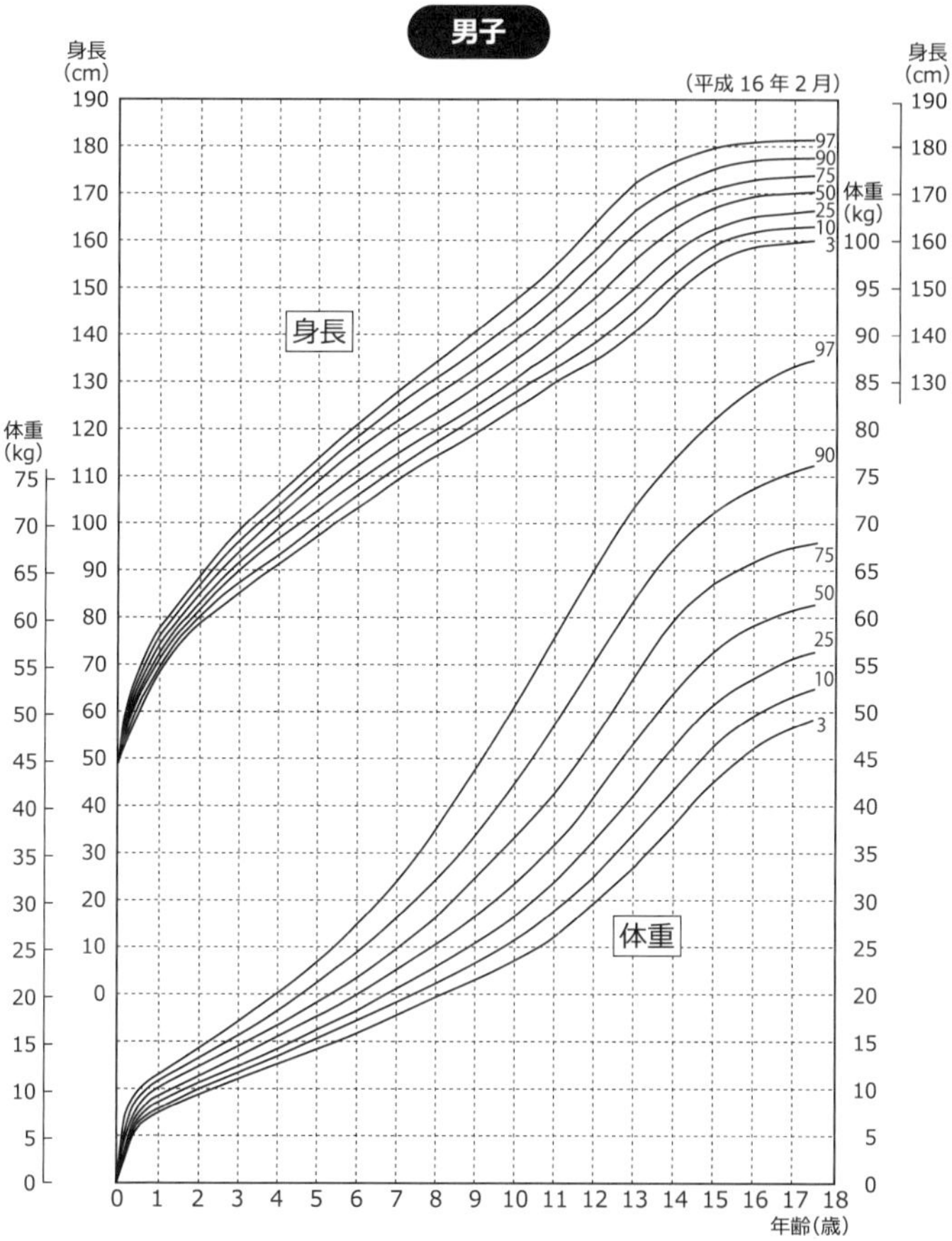

資料：厚生労働省「成長曲線」

て、それだけで異常や肥満というわけではありません。同じように身長を見たときに、いちばん上の線付近にあれば、「背も高く、体重もある」大きな子というわけです。この2つが大きく乖離している場合には注意が必要ですが、あまり神経質になる必要はありません。

生後3カ月から5歳までは、「カウプ値」を参考にするといいでしょう。簡単な計算で算出できます。

体重（g）÷身長（cm）^{2} ×10

13未満	やせている
13～15未満	やせぎみ
15～18未満	標準
18～20未満	太りぎみ
20以上	肥満

例えば３歳の子で、体重が６kg（６０００g）、身長が60cmであれば、

$6000 \div 60^2 \times 10 = 16.66$

となり、標準となります。

もう一つは「ローレル指数」です。体型に合わせてどちらの数値を使うかは判断しますが、おおよそ就学以降はローレル指数を使う形で問題ありません。

体重（kg）÷身長（cm）^{3}×10^7

つまり、「体重（kg）÷（身長〈cm〉×身長〈cm〉×身長〈cm〉）×１０，０００，０００」ということになります。

１００未満	やせている
１００～１１５未満	やせぎみ
１１５～１４５未満	標準
１４５～１６０未満	太りぎみ
１６０以上	肥満

例えば体重が40kgで、身長が１４０㎝の10歳の子なら、

$$40 \div 140^3 \times 10^7 = 145.77$$

となり、太りぎみとなるわけです。

ただし、このような指数もある程度の目安ですから、あまりこの数値にとらわれ過ぎないように気をつけてください。お菓子ばかり食べていて太りぎみなのは問題ですが、きちんと食事を取って、運動もしているのであれば、それほど気にする必要はありません。ただ、健康的な生活をしているのにやせ過ぎている、肥満であるといった場合には、背後に何かしらの原因が隠されているかもしれませんので、そういった異常を見つける手がかりにしていただければと思います。

「母乳神話」も過去のものに。栄養の知識がママを楽にする

「朝食と夕食の内容を変えたことで、約50％のお子さんの睡眠時間が、1・3時間早まった」というお話をご紹介しました。ここまで劇的な変化ではなくても、食事を変えることで多くのお子さんが、就寝時間を早めることに成功しています。そしてこの調査以降、この時間栄養学で学んだ食事を継続してくださっている方も大勢います。

お子さんが、30分でも、1時間でも早く寝てくれれば（1・3時間ならなおさらです！）、お母さんには精神的な余裕ができます。もちろん体力的にも、です。寝かしつけに時間を割いていた方であれば、お子さんが「自然に寝てくれる」ことが、どれだけありがたいことか分かるでしょう。朝、ぐずるお子さんを無理やり起こさなくてすむようになったことで、ストレスが大幅に減ったという方もいます。

子どもの栄養学というと、体への影響ばかりに注目が集まりますが、実はこういった母親のメンタルヘルスへの影響も非常に大きなものなのです。「母乳と人工乳半々のほうが、成長が良くなる」というエビデンスが出て、多くのママの肩の荷が下りたというのも、最近の栄養学がママの心を楽にしたことの一つです。

もちろん母親との愛着形成という側面において、母乳をあげることは大切なことではあるのですが、例えば乳糖不耐症などといった理由で母乳をまったくあげることができない方もいます。また、保育園に預けているので完全母乳は難しいという方も多いのです。出産後10日程度で最初の母乳（初乳）とは成分の変わる成乳が出てきます。初乳には免疫物質が含まれていますが、成乳の主成分は脂質や乳糖です。そのため、栄養成分が整ったミルクを足してあげることで、成長を促すことができます。ですから、「母乳をあげられない」「母乳が十分に出ない」からと、申し訳ない気持ちでミルクをあげるのではなく、安心してニコニコしながらミルクをあげればいいのです。それにミルクに慣れていれば、お母さんでなくても、与えることができます。お父さん、おばあちゃん、おじいちゃん、保育園の先生でもあげられる。幼い頃から、いろいろな人に関わりながら育つことでたくましくもなりますし、手が使えるようになると1歳になる前に一人で勝手に飲みだす子もいます。そうなると、親は本当に楽になります。

私はほとんどミルクで娘を育てました。娘の吸う力が強過ぎて、乳腺が破裂してしまったからです。授乳のたびに痛みがひどく、搾乳器のほうが娘の授乳より楽なほど。それでも我慢して授乳していました。

ところがあるとき、産婦人科の先生に相談したところ「泣きそうな顔をしながらあげるよりは、ミルクでいいわよ。どうせ水のようなものだし」と言われて、すごく救われました。そのときにミルクの成分表を見て、「確かにこんなすごい成分、自分では出せないな……」と思ったことを覚えています。

私自身、それまでは頭では分かっていても、どこか「母乳神話」にとらわれていたのが、それで吹っ切れたのです。母に言わせれば、「あなたなんて、まったくおっぱい飲まなかったんだから」とのこと。ですから、母乳神話は親からの教えではなく、いわゆる一般常識的な考え方に自然ととらわれていたのだということに気づかされました。

昭和一桁生まれの私の祖母の子育て時代は戦時中でもあり、栄養難でそれこそミルクもありませんでした。そのため、母乳が不足すると米のとぎ汁をガーゼに染み込ませてあげていたそうです。そういったところから、もしかすると「母乳神話」も生まれてきたのかもしれません。

しかし、完全栄養食といわれるミルクが手に入る現在、そこまで母乳にこだわる必要はありません。あげられる人は母乳をあげればいいし、あげられない人はミルクをあげればいいのです。今、皆さんのお友達や知り合いが、ミルクで育ったか母乳で育ったか気にしてお付き合いしている方はほとんどいないと思います。「あの人はミルクで育ったから仕事ができないのよ！」なんてこと、大人同士で思わないですよね。それよりも、ママがニコニコと笑顔で赤ちゃんのご飯をあげるほうが、よほど赤ちゃんの将来的な情緒のためには良い気がします。栄養学的にはなんの問題もないのですから。

栄養学的な見地から母乳の利点と欠点を挙げておきます。母乳神話にとらわれないためにも、まずは「母乳とはどのようなものか」という当たり前のことを確認しておきましょう。

【母乳の利点】
・免疫物質が取れるので感染症を予防できる（主に初乳に含まれる）
・母体の回復（ホルモンに影響を与えるため）
・小児期の肥満、二型糖尿病のリスク低下
・良好な親子関係に貢献

【母乳の欠点】
・どの程度飲んだか分からないので、不足することがある
・ビタミンKが母乳中に少ない（ビタミンK不足により起こる新生児メレナや新生児ビタミンK欠乏性出血症のリスク）
・出生時にビタミンDが不足していた子は母乳だけではビタミンDを十分賄えない（くる病のリスク）
・生後6カ月で母乳中の鉄分が減る（鉄欠乏貧血が起こりやすくなる。母親の積極的な鉄摂取が必要）

ここで母乳の利点だけでなく欠点として挙げたのは、世の中の母乳に関する情報が、欠点に目をつぶっているものが多いからです。最近では「生後6カ月の母乳育児はアレルギー疾患の発症の予防効果はない」(厚生労働省「授乳・離乳の支援ガイド」)という報告も出ていますから、母乳育児でアレルギー疾患が減る（なくなる）ということも、いえなくなりつつありますし、55ページにも書きましたように、食物アレルギーにはむしろ、混合のほうが良かったというデータも出ています（Makoto Irahara ら Immun Inflamm Jun; 7(2):74-85.2019)。また、母親が白血病ウイルスやＨＩＶウイルスに感染していた場合、母乳を介して赤ちゃんに感染する場合があります。こういったマイナス面を分かったうえで、母乳にするか、ミルクにするか、混合にするのかをご自身で決めていただければと思います。

私もそうでしたが、母乳があげられないことで精神的に参ってしまうママもいます。これからのお母さんがそういったことにならないためにも、しっかりと栄養学的な事実を把握していただければと思います。あげられないでイライラするより、あげられるものでニコニコしましょう。

離乳食のコツは焦らないこと

離乳には個人差がありますので、ポイントとなることだけを書いておきます。あまり神経質にならないことが大切。子育てのなかでも教科書どおりにいかないところですので、焦らずに進めていきましょう。

日本では5～6カ月頃から離乳食に移行します。この頃から、おっぱいだけではエネルギーや栄養素が不足してきます。また、この時期に離乳食を与えることで、唾液の分泌が盛んになり、消化機能の発達にもつながります。食べ始めることで乳歯も生えてくるようになります。大切なのは、食品の味や匂い、舌触りに慣れさせることで、味覚の発達を促すことです。これが偏食をしない食習慣につながります。また食べることは、精神の発達にもつながります。脳の刺激にもなるのです。

離乳食には文化的な側面もあります。例えば韓国ではキムチの液を薄めたものを離乳食の中に入れますし、イタリアでは最初の離乳食はオリーブオイルという話もあります。このように見ていくと、それほど神経質にならなくていいという意味が分かると思います。

●生後5～6カ月

機嫌の良いとき、元気なときにスタートしましょう。午前中の授乳前がいいですね。なめらかにすりつぶした状態のものから始めます。つぶしがゆ、すりつぶした野菜などもためします。慣れてきたら、つぶした豆腐・白身魚などをためしてみます。初めての食品は1日1品、1さじからとします。食べ物を口から出してしまうときには、少量を下唇の上にのせるようにするといいでしょう。

開始して1カ月を過ぎた頃から、1日2回食とします。2回目の食事は、1回食の3分の1の量から始め、徐々に増やしていきましょう。新しい食品は午前中に、慣れた食品は午後に与えます。形態はなめらかにすりつぶした状態のままで、徐々に食品の種類と量を増やしていきます。

●生後7~8カ月

この頃から2回目の食事も1回目の食事と同じくらいの量にします。便の中に野菜がそのまま出てきても、下痢便でなければ与えるのを中止する必要はありません。月齢が進み消化・吸収力がつくと、そのまま出てくることは減ってきます。肉、魚、豆腐などたんぱく質が豊富な食品と野菜を組み合わせて栄養バランスを取る習慣をつけていきましょう。

離乳食の量が増えるにつれて、母乳やミルクの量は減っても、ほしがれば授乳のリズムにそって与えます。暑いときや汗をたくさんかいたときには、水分の補給を忘れずに行います。

●生後9~11カ月

この時期は、鉄分が不足しやすいため、赤身の魚や肉、レバーを使用します。味覚が発達する時期ですから、いろいろな食品に慣らし、味付けも工夫してさまざまな味を経験させてあげましょう。

手に持って食べやすいように切るなど工夫すれば、手づかみ食べに進むことができます。暑いときや汗をたくさんかいたときには、水分の補給に配慮してください。家族一緒に楽しく食べるという経験が大切な時期でもあります。離乳食の進み方に個人差が表れる時期でもありますから、あまり神経質にならずに、焦らず、根気よく続けてください。

●生後12〜18カ月

１歳になるくらいからは、大人の食事を利用して献立に変化をつければ大丈夫です。家族で楽しく食べるのがいちばん。一人でも食べられるように、手で持ちやすい形に切るなど工夫します。おやつは、生活のリズムが整い、食事と食事の間がかなりあくような場合や、食欲が旺盛な赤ちゃんに与えます。１日１〜２回、時間と量を決めるのがいいでしょう。ただ、次の食事の妨げにならないように注意します。

１歳を過ぎたら、牛乳かフォローアップミルクを１日４００㎖コップであげるようにしてください。フォローアップミルクは粉ミルクの一種なのですが、離乳食で不足する栄養素、特に鉄分やカルシウムを補うためのもので、ミルクがわりにはなりません。そこを間違ってしまう方がいるので注意が必要です。

また、暑いときや汗をたくさんかいたときには、水分の補給をしっかりしてください。

最後に離乳の要点をまとめました。

・1日1品、1回1さじから始める。
・徐々に量、種類を増やし、流動食、軟食、固形食へ。
・味付けは薄味にし、偏食を避けるために、できるだけ多くの食品を与える。
・卵黄は必ず加熱してから与え、卵白はアレルギーを起こす心配があるため細心の注意を払う。
・空腹で機嫌の良いときを選んで与える。
・はちみつは乳児ボツリヌス症予防のため、満1歳までは控える。

食事や母乳・ミルクの量に関しては、個人差が大きいので、お子さんの食べる様子を見ながら、増減していきます。たくさん食べられるのならミルクを減らし、あまり食べないならしっかりおっぱいやミルクをあげる。大人と同じく、子どもも好みや体調があります。たくさん食べる日もあれば、食べない日もある。ですから食べないからといって、イライラしないように気をつけましょう。バランス良く食べるのが、もちろん最終目的ではあるのですが、いちばん最初の食育としては「食べる時間が楽しい」と思わせることです。「おいしい」「楽しい」と思える時間をつくってあげてください。

にたんぱくが多いからです。ですからゆでた黄身からあげて、大丈夫だったらゆでた白身をあげる。ゆでたものが大丈夫であれば、だんだんと生卵に慣れさせていく。こういった工程を無視したがために、卵アレルギーと早計に判断されてしまった子も多いかもしれません。

以前は、小児アレルギー学会も「アレルギー食材の排除」をすすめていたのですが、現在では少しずつ食べさせることで「免疫寛容」をつくる、つまりちょっとずつ慣れさせることでアレルギーを克服するという動きが主流となっています。ですから離乳のときには、さまざまな食材を少しずつあげてみてください。わが家の娘は、離乳食としてほんの一粒、ひきわり納豆のかけらをあげたのですが、ちょっとブツブツが出たので、「まだ早い」と判断しました。時間をかけて少しずつあげることで、今では納豆大好きになっています。

アレルギーに関しては、こういった見極めが大事になってきます。ただ基本は、ちょっとずつあげること。不安であればお医者さんと相談しながらでもいいと思います。お子さんの食べる幅を広げていきましょう。

コラム
❹

一人歩きしている、アレルギーという言葉

離乳をするときに、皆さん気にするのがアレルギーです。

最近は小学校の遠足で、お菓子の交換が禁止になるくらい、食物アレルギーをもつ子が多く、心配になるのも分かります。ただ「アレルギーかもしれない」と過剰に反応するだけでは、お子さんがさまざまなものを食べる機会を失ってしまいます。

「卵アレルギーです」とおっしゃるお母さんは多いのですが、「検査しましたか？」と聞くと「していませんが、食べさせたことがないので」との答え。食べさせたことがなくては、アレルギーかどうかは分かりません。ほかにも「卵アレルギーだ」というのに、アイスクリームを食べさせている親御さんがいたので、「アイスを食べさせて大丈夫ですか？　アイスには卵も入ってるんですよ」と伝えると、「ほんとですか？じゃあ、アレルギーじゃないのかな」とのこと。「なんとなくアレルギーかも」と思っているだけで、実際はそうではないお子さんも多いのです。

卵の場合は、具体的には最初は加熱した黄身のかけらからスタートします。アレルギーを引き起こすのは食物に含まれるたんぱく質なのですが、卵の場合は黄身よりも白身

第5章

食事の効果を最大化して子どもの豊かな未来を育もう

幼い頃からの時間栄養学的食事で、さまざまな能力の土台が育まれる

子どもの体にいい食事をしたい、食育をしたいと思っている親御さんは多いのですが、何から手をつけていいか分からないといいます。

まず、簡単なのは一緒にスーパーに行くことです。これも立派な食育です。スーパーでは野菜、果物などコーナーが分かれていますから、「何が野菜か」「何が果物か」が分かるようになりますし、小さい子は特に自分で選んだものを食べたがります。

子どもは本当に買い物をよく見ているものです。私も娘が2歳になるかならないかの頃、ためしにかごを持たせてみたら、その頃私が買っていたお菓子や菓子パンばかり迷わずかごに入れていくのを見て、非常に恥ずかしい思いをしました。「これもとりあえず買っとこーっと！」と、いつも食べているおせんべいのお徳用パックを手に

取ったりして……。親が買っているときの口癖や商品の名前を、小さな子でもちゃんと見て覚えているのです。

ですから、気をつけて買い物をするだけで、それが立派な食育になります。時間栄養学的な食事を学んだ皆さんであれば、買い物のときに、「このツナ缶は朝ご飯にしようね」「おやつは焼き芋にしようか？」「このジャガイモは夜、グラタンにするね」などと会話をしながら買っていけば、お子さんは自然と朝に食べるもの、おやつに食べるもの、夜に食べるものを覚えていきます。すると、体のリズムを整えるための食事、時間栄養学的食事がいつの間にか身につくようになります。

また、親御さんが食べさせたい、料理をさせたいと思うものを、選ばせる、買わせるのもいい方法です。今晩料理してもらいたいサラダのレタスを選んでもらい、レジが混んでいなければそのレタス分のお金を渡して買い物をさせると、重くても「自分で持つ」と持ってくれたりします。私も「重いかな」と思って持ってあげようとしたら、「やめて！」と怒られたことがありました。買い物をすると、子どもに責任感が生まれるのです。

また、お子さんが作ったサラダなら、たとえレタスとミニトマトだけのものでも、旦那さんも喜んで食べるはずです。自分で料理したものを、パパやママが「おいしい！」と喜んでくれたら、お子さんも自分に自信をもつことができます。このようなちょっとした成功体験を繰り返すことで、お子さんの自己肯定感は高まっていきます。食育なら、体だけではなく心も同時に育むことができるのです。

自分で食べることで、能力が育つ

小さなお子さんなら、自分で食べることだけでも、体と脳の成長につながります。汚れるからと嫌がるママもいるのですが、離乳食後期の「手づかみ食べ」は、脳にもいいといわれています。指先を使い、食に興味をもつようになるからです。食材を細かく切る必要がありませんので、ママも楽ができます。

新聞やマットを敷いて、その上で食べさせるなどママがイライラしない工夫は必要ですが、手づかみ食べは、そのまま食育になるのです。

また、果物の皮をむくのは指先の良い運動になります。例えばミカン。外の皮が厚ければ、最初だけちょっとむいてあげると、1~2歳頃からならあとは自分でむいて食べることができます。すると、筋を取ってあげなくてもいい。自分で取りたければ取るし、筋は食物繊維ですからそのまま食べてくれてもいいわけです。バナナも先を切っておけば大丈夫ですね。「自分でむいて食べる」というのは、小さな子にとって、とてもうれしいことですから、喜んでむこうとするはずです。

手づかみ食べに向くのは、ゆでた野菜や果物、パンなどを「小さく切るだけ」のメニューです。人参、大根、サツマイモやジャガイモ、果物ならイチゴがおすすめ。パンなら軽くトーストしたほうが食べやすくなります。

【ポイント】

・指でつまむのなら↓１㎝角のサイコロ型
・握るなら↓５㎜～１㎝角くらいの太さ
　　　　↓長さ４～６㎝くらいのスティック状（印鑑くらい）
　　　　↓８㎜くらいの薄さの輪切り、半月切り
・固さはフォークですぐつぶせるくらいが目安

ヘタを取るというのも、小さな子の食育の定番です。ヘタを取ることを覚えれば、イチゴも洗って出すだけですから、ママの「ヘタを切り落とす」という仕事も一つ減ります。

ミカンの皮を少しはがすように、「最初だけ手伝う」というのもポイントです。最初できないから「まだできない」とするのではなく、ちょっとだけ手伝ってあげて、「できた」につなげるのです。この「できた」がお子さんの自己肯定感につながります。

子どもの料理というと、ハードルが高いように感じるかもしれませんが、その一歩は「自分で食べる」ことから。子どもが食事に興味をもてるようにすることからスタートしてください。

5歳までの食事は、その子の一生に影響を与えます。それはなぜでしょうか。人の成長には年齢的なピークがあります。脳の神経に関していえば、生まれてから5歳までの成長が著しいことが分かっています。それを示したのが「スキャモンの発達・発育曲線」です。グラフを見ていただけると分かりますが、神経系の構築は6歳の時点で80%が終了します。これは、視覚、聴覚に関する神経などだけでなく、味覚に関す

図表19　スキャモンの発達・発育曲線

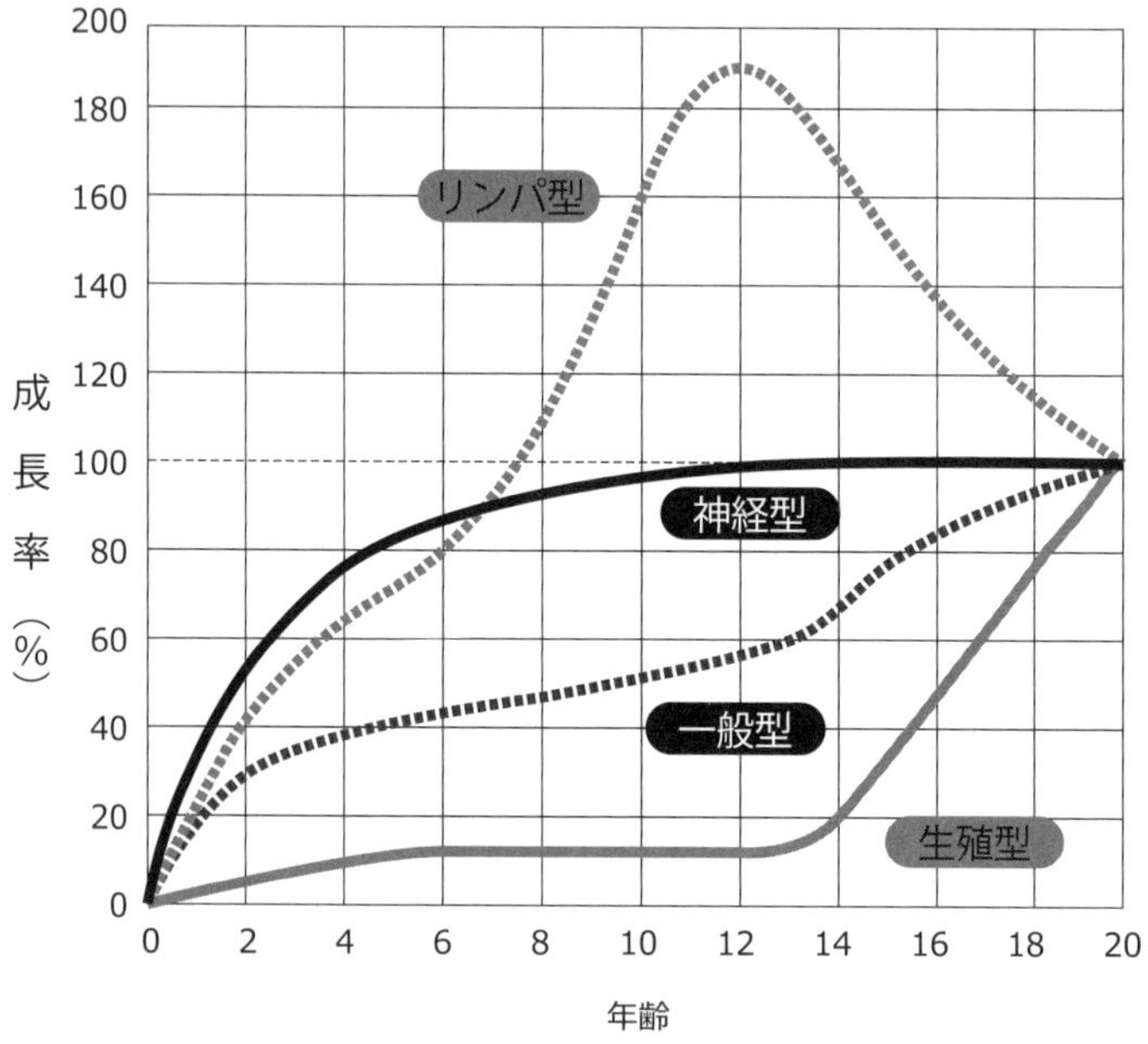

資料：栢下 淳、上西一弘／編『栄養科学イラストレイテッド 応用栄養学 改訂第２版』（羊土社）を参考に作成

る神経も同じです。

私たちが物を食べると、舌の味蕾で得た情報は、脳神経を通って脳細胞に伝わります。すると私たちは「おいしい」と感じるわけです。味を感じることも、脳の活動の一つなのですね。ですから5～6歳頃までにさまざまな味を体験しておくことは、おいしく食事をすることの基盤となります。この頃の味の体験が乏しいと、大人になっていくらおいしいものを食べてもおいしいと感じられなくなってしまうのです。おいしいものをおいしく感じられる舌は、実は就学前までに出来上がるのです。

余談ですが、「おふくろの味がいちばん」というのは、そのためだと思います。5歳までの食事でその子の「おいしい」が決まるのですから、お嫁さんの味噌汁より、母親の味噌汁がいちばんというわけです。ですから旦那さんに「おふくろの味と違う」と言われても、イライラする必要はないのです。神経形成が終わっているのですから、仕方ありません（笑）。

「食が細い」なら、料理をさせよう

「食が細い」というのも、ママたちに多いお悩みの一つです。

私は時折、子どものためのクッキング教室を開いているのですが、あるとき、ご飯の時間になると泣いてしまい、ほとんど何も食べないというお子さんが参加しました。１１６ページでご紹介した簡単なだしを使って、一緒にお味噌汁を作りました。子どもたちにはシメジを割いて、鍋の中に入れてもらいました。

するとそのお子さんがお椀を私のところに持って来て、「おかわり」と言ったのです。いちばんびっくりしたのは、お母さんです。「おかわりなんてしたことないのに！」と喜んでくれました。自分で作るとおいしい。自分で作ることで食べたくなるのです。

ただ、本当に食が細いわけではなく、食が細く見えているだけの子もいます。

それは、いつも何かを食べている子です。例えば、お迎えのあとバギーに乗りながらパンを食べる、ご飯の前にお菓子をつまむなどしていると、血糖値が高いままとなり、お腹が空かないのです。お腹が空かなければ、食事の量が減りますし、おいしくも感じません。それなのに「食べなさい！」と怒られたりすれば、食事の時間は苦痛になってしまいます。そしてしっかりご飯を食べなければ数時間経つとお腹が空いてしまいますから、またお菓子を食べる。このように、常に何かを食べていると、体内時計は狂ってしまいます。

こうした場合には、食事とおやつの時間を決めて、それを守ることから始めましょう。それ以外はお菓子やジュースはやめて、お腹が空くのを待つようにしてください。また、食事の時間をある程度で区切り、食べないときにはお皿を下げることも大切です。「いつでも何か食べられる」という状態を作らないようにしてみましょう。

そういった意味では、保育園や幼稚園に行くことは、子どもの体内時計にとってプラスです。少なくとも、園に行っている間は、ダラダラ食べ続けるということがありません。保育園などでは、小さい子は10時に補食があるかもしれませんが、基本的にはおやつは1回、3時のおやつだけとなります。リズムをつくるうえで、こういった決まったスケジュールの生活を送ることは大きなプラスです。

もし、ご自身でリズムをつくるのが難しいと感じるのであれば、児童館などに通うのもいいでしょう。「毎日10時に行く」などと決めてしまえば、遊び始めて「お腹空いた」とならないように、逆算して朝ご飯の準備ができるようになりますし、ゆくゆくはその規則正しい生活が、幼稚園や小学校へとつながっていきます。

外の24時間に合うように体内時計を動かすには、食事が大きなポイントになります。常に胃に物が入っている状態では、食事の刺激が体に伝わらず、体内時計の調節はできなくなってしまいます。食べることに区切りをつけると、食の細いお子さんもきっと変わってくるはずです。

味見が食育の手助けになる

食が細い子だけでなく、食育としてもおすすめなのが、味見です。食事の支度ができる前の味見は、ちょっとお行儀悪いと思われるかもしれませんが、小腹が減った子にお菓子を食べさせるよりはずっといいですし、そのあとの食べる意欲にもつながります。「味見してくれる?」と頼むと、このお手伝い（?）を子どもはとても喜びます。例えば「ちょっと薄味かな?」と思っても、子どもが「これでいい」と言ったらそのままにしておきます。子どもも自分がOKを出したものは、喜んで食べるものです。ですからお子さんに食べてもらいたいおかずなどがあれば、味見をさせるのが手なのです。いつもは濃い味が大好きなパパも、「娘が味付けしてくれたんだよ!」と教えると、「おいしいね!」と食べてくれます。パパの健康のための減塩にも役立つかもしれませんね。

そして続けていると、「おしょうゆをもうちょっと」とか、「もうちょっと甘いほうがいい」とか、なんとなく言えるようになります。これが食育につながるのです。味見を通じて、味を付ける経験をすることは、料理への第一歩。このように一緒に台所に立つ経験をすることで、火は危ないとか、鍋って吹きこぼれるんだとか、そういったことを自然と学ぶこともできます。最近は「沸騰」を知らない子もいるので、逆に危ないと感じています。鍋の蓋を急に開けたら蒸気が吹き出るとか、やかんを触ったら熱いとか、そういう当たり前のことを台所に立つことで学んでもらえたら、それは立派な教育、食育です。

ある女の子は小学校2年生の頃、一度フライパンの縁に触れて腕を軽く火傷して以来、料理の際に火傷や怪我をすることはなくなったそうです。致命的な火傷や怪我が起きないように気を配ることや、火傷が起こらないのがもちろん大切なことですが、子どもはそういった経験から学び取っていくことも事実です。以前、手を少し切ってしまった子が「もう切らない!!」と、そのときは諦めてしまったのですが、1年経った頃、また包丁をもち出して「今度は上手に切っています！」とお母さんから報告をいただいたこともあります。見守りつつ、できることはさせてあげるのがいいと思います。

火遊びで火事を起こしてしまうのは、火が危ないということを知らないからです。普段から料理を通じて火を使うことで、こういった事故も防ぐことができます。ぜひ早いうちから、味見を通じてお子さんと一緒に台所に立ってみてください。最初は手間のほうがかかるかもしれませんが、いつの間にか大きな戦力となり、食事作りを助けてくれるようになるはずです。

寝るとき、食事のとき
ママからの声掛けはこんなふうに

子どもの体内時計を整えるためには、声掛けもかなり重要になってきます。

例えば、朝バタバタになると分かっているのであれば、夜のうちに準備しておいて、「朝、これを食べようね」と言っておく。それがバナナでもパンでも、食べ始めておいてくれたら、ママはきっと助かるはずです。

わが家では、常にサンドイッチ用のパンが食器棚に、そしてハムが冷蔵庫に入っていて、娘は朝起きてお腹が空くと、パンにハムをのせてくるくる巻いて食べています。それだけで「穀物系炭水化物＋たんぱく質」の朝食になります。キッチンも汚れずに簡単です。お子さんの成長に合わせて、自分で食べられる朝ご飯は何かを考えておくと、ママの朝のストレスも減ります。

また、余裕をもった朝を迎えるためには、早く寝ることが大切です。このとき、言ってはいけないのは「早く寝なさい！」の一言。こう言って寝てくれるお子さんはなかなかいません。子どもではなく、環境にまずアプローチしましょう。まずなるべく家の電気を消します。音もなくしたほうがいいですね。テレビが付けっぱなしでは、お子さんもなかなか寝ることができないはずです。

絵本の読み聞かせができればいいのですが、明るいと眠れないお子さんの場合は、読み聞かせのアプリなどで対応するか、私は忙しいときは自分の読み聞かせを携帯アプリで録音しておいて流し、罪悪感を薄めたりもしています。また、「昔々あるところに〜」と、勝手にお話作りもしています。最近では、お互いに一文ずつ掛け合いながらお話を作っていったり、そんなことでもいいのです。電気のない時代は、昔話もそうやって暗いなかで語られていたはずですから。暗いなかでお母さんの声を聞いていると、子どもは安心して寝つきが早くなります。

いずれにせよ「本を読もう」「一緒にお話を聞こう」とお子さんを新しい遊びに誘う感じで寝室に行くほうが、「寝なさい！」と怒るよりもずっと効果があります。

もう少し大きい子には、睡眠のプラスの側面を伝えることも効果的です。「早く寝ると、背が高くなるよ」は、かなり効果があります。このときに気をつけたいのが、「早く寝ないと、背が伸びないよ」と言わないこと。同じことですが、必ずプラスの言い方をするようにしてくださいね。

「寝なさい」というのは、親の都合です。それは子どももよく分かっています。もちろん寝させることは子どものためにいいことですが、親の意思には違いありません。それをせめて子ども主体の言い方に変換するだけで、お子さんの受け取り方もだいぶ違ってくると思うのです。せめて、声掛けの内容を「子ども主体」にすることが大切です。

食事を促す声掛けにおいても、同じことがいえます。「食べなさい」では、食べたくなくなってしまいます。私もつい、「食べないと、元気がでないよ」などと言ってしまいます。でもこのようなマイナスの言い方は、やはり効果がないのです。できれば食べたことを褒める。食が細い子であれば、全体のボリュームを小さくして食べきれるようにし、それを褒めるなど工夫が必要です。

毎回残したことを怒られるより、「全部食べられた」ことを褒められたほうが、ずっと食事が好きになります。食事が嫌で泣きだす子には、とにかく食事の間に褒めるポイントをつくるようにしてください。

食べる子は元気！正しい知識で子どもの成長を見守る

本書でご説明したような栄養や成長に関する知識をもっていると、子どもの成長をあわてずに見守ることができます。あるお母さんから「うちの子がメタボで、将来の生活習慣病が心配です」と相談を受けたことがあります。確かにちょっとぽっちゃりした男の子なのですが、同じ年齢の子に比べて背もずいぶん高いのです。今、確かに小学生のメタボが増えているなどと報道され、学校からも注意喚起のプリントがくるなど、親が心配になる土壌はあります。しかし、成長曲線やその子の育ち方をしっかりと見ていれば、問題にならないことがほとんどです。

子どもは、いったん体重が増えたあと、ぐっと背が伸びます。横に育ってから縦に育つのですね。この成長過程の太った時期を「メタボ」ととらえてしまうママがいるのです。こういった心配をしないためにも、先ほどご紹介した成長曲線であったり、数式を使ってみたりすると、あまり焦らずにすむものです。

太っているからすぐに食事制限というのではなく、お菓子を食べ過ぎていないか、ジュースを飲み過ぎていないかなど、当たり前のことに注意しておけば大丈夫です。ちゃんと食事が取れていて、間食もし過ぎていないのであれば、「食べて伸ばす」という方向でいいと思います。

逆に、ちゃんとした食生活をしていて、むしろ食が細いのに、「肥満」と算出されてしまう場合は、何か背後に病気が隠されているかもしれません。そのときには小児科の先生に相談をしてみましょう。

食べる子は元気です。たとえ病気になっても治るのが早い。保育園などで見ていても、食が細い子は休みがちですし、食べるのが大好きで体格ががっしりしている子は、あまりお休みをしません。風邪をひいて熱があっても、食べる子はあっという間に治ります。食事の習慣がある、いつもしっかり食べている子は、病気になりにくいだけでなく、病気になったとしても回復が早いのです。

避けるのが難しい感染症は、これから先もなくなることはありません。大事なお子さんをそういった病気から守るために私たち親にできることは、今日の食事を一緒においしく食べること。その朝食、夕食を、体のリズムが整うように工夫をすることです。単純で小さなことのようですが、これこそがお子さんを将来にわたって守ることにつながるのです。

「完璧な献立」にしなくてよい、最低限のポイントを押さえて長く続けるのがコツ

ここまで、体内時計や時間栄養学、そしてそのレシピについてお話ししてきました。専門的な話もあり、難しい部分もあったかもしれません。そういった話は忘れても大丈夫。覚えていてほしいのは、繰り返しになりますが次のことです。

《朝食》

・炭水化物は穀物系（精白米、パン、うどんなど）
・たんぱく質（できれば魚油を含んだもの）

《おやつ》

・食物繊維を含んだもの

・夕飯の3時間ほど前に取る

《夕食》

・炭水化物はイモ類系（ジャガイモ、サツマイモ、里芋など）

・量は控えめにする

・就寝の1時間前には食べ終える

このポイントさえ押さえておけば、たとえ体内時計がずれてしまったとしても、また戻すことができます。体内時計は、一度できたから大丈夫、というものではありません。最初にお話ししたように、そもそも外の世界の24時間と合っていないのですから、毎日調整する必要があるのです。

時差のある国へ旅行に行かなくても、夏休みなどで毎日お昼に起きるような生活を続けていると、1週間くらい経つと体内時計はずれて、夜になっても眠くならない夜型に変わってしまいます。私も娘を実家に預けていたとき、9時、10時に起きるという生活が1週間続いたあとは、また保育園へ行くために自分で6時過ぎに起きてくるようになるまでに日数を要しました。

体内時計を戻すために、とにかく朝起こして日の光を目に入れ、「穀物系炭水化物+たんぱく質」の朝食を取らせました。起こして食べさせ、起こして食べさせを3、4日繰り返して、やっと6時過ぎに自分で起きてくるように。旅行中、夜遅くまで起きておやつを食べてしまった。週末疲れ過ぎて昼まで寝てしまった。その程度であれば、そこまで体内時計のずれには影響しないことが分かっていますが、それが長く続けば続くほど戻すのにも時間がかかります。

「自分が夜型だから、朝起きられない」という話も耳にします。人によって、確かに朝に強い朝型の人、夜に強い夜型の人はいると思います。ただ、ほとんどの場合は「今は夜型」という方が多いのです。夜遅くまで起きている生活を続けているから、今は体がそのリズムになじんでいるだけで、朝型にするのが無理というわけではありません。

朝型の生活を始めることで、体もそれになじむように変わっていきます。例えば、睡眠を促すホルモンであるメラトニンは、日中に少なく、夜に増えることが分かっていますが、これが朝に減り、夜にしっかり分泌されるように変わっていけば、体を朝型に変えることができるわけです。体の構造というのは、不変ではありません。生活を変えることで、体自体も変えることができるのです。生活リズムを繰り返すことで、体も変えていけるのです。

私自身も、完全な夜型人間でした。学生のときは卒論の発表に遅刻したくらいです。夜2時まで起きて卒論を書いていたのは覚えているのですが……。「次、発表だよ。もしかしてまだ家なんじゃないの?!」という友人からの電話で飛び起きました。

今は完全な朝型です。朝5時、6時に起きられるようになりましたし、夜はすぐに眠くなります。「夜型だから朝は起きられない」とずっと思っていたのですが、起きられるような習慣づくりをしていなかっただけだったのです。

ですから、今夜型だったとしても諦める必要はありません。体の時計は変えようとすれば変えられます。そしてそれにいちばん効果があるのは、食事を変えることなのです。

おわりに

食事の効果を最大化して健やかな子どもの未来を創造しよう

子どもはそれぞれ成長が違います。初めてのお子さんであれば、何が正しいことなのか、迷ってしまうのも当然です。「食が細い」といった悩みもあれば、「食べ過ぎて困る」という悩みもあります。食事に関する悩みは、尽きることがありません。

だからこそ、本書でお伝えしたような、シンプルな原則を知っておくことが大切なのです。お子さんの体内時計が整う食事に変えるだけで、睡眠のリズムも改善され、子どもの成長を自然な形でサポートすることができるようになります。

そしてそれによって、ママのイライラもぐっと減っていきます。

お子さんが寝ないとイライラするのではなく、「なぜ寝ないか」を理解して食事を変える。食べないことにイライラするのではなく、「どうしたら食べるか」を考えて、メニューや時間帯を変える。この意識改革はすごく大切です。「〜できない」と悩んだり、お子さんを叱ったりするのではなく、良さそうと思うことをためしてみて、自分の子どもに合うものを見つけていきましょう。

ただ、このように工夫しつつ継続していくことはもちろん大切なのですが、できない日があっても、できない日が続いたとしても、焦る必要はありません。皆さん忙しいわけですし、子どもが5歳なら、ママだって「5歳」。完璧なママに、たった数年でなれるほうが珍しいです。子どもと一緒にママも日々成長していきます。「昨日できなかったし、もう無理」と不安に思い、焦るのではなく、またできるようになったらスタートすればいいのです。真面目で頑張り屋のママほど、「焦りの罠」にはまってしまうので、肩の力を抜いて気持ちを大きくもって楽しみながらニコニコ笑顔で続けてみてください。なんとなくでも続けていれば、お子さんが自分で時間栄養学的な朝食を作っている、という日が意外に早くくるかもしれません。

厚生労働省などが出している平均的な数字と、お子さんの成長の速度が一致しないといって、悩むママもいます。しかし、気にし過ぎる必要はありません。あくまでそれはたくさんの子どもの「平均」であって、一人ひとり、子どもの成長はそれこそバラバラ。そこにぴったり当てはまるほうが難しいのです。

大切なのは目の前のお子さんが健康かどうか。あまり教科書的な数値に引っ張られずに、目の前の大切な一次情報であるお子さん自身をしっかり見つめていきましょう。ネットの書き込みや育児書の内容だけに縛られていると、苦しくなってしまいます。もちろん私のこの本も育児書の一つですが(笑)、時間栄養学的な食事にしても、あまり一生懸命になり過ぎずに、自分が「これならできる！」というところから始めてください。

私は、栄養指導をしていくなかで、ママたちの悩みや不安を目の当たりにすることが多く、また、自身が子育てしていくなかで感じてきた焦りや不安ももちろんあります。だからこそ、本書でご紹介した知識は、ママたちのやることをさらに増やすためではなく、減らすつもりで書きました。お子さんとともに、朝スッキリ起き、健康的な食事をして、ぐっすり眠れる毎日が過ごせることを願っています。

最後になりますが、本書を執筆するにあたり、帯コメントを快く引き受けてくださいました早稲田大学 柴田重信先生、クロノタイプ診断のご助言をいただきました早

稲田大学　田原優先生、子どもの睡眠についての考え方をご助言いただきました明治薬科大学　駒田陽子先生、栄養士としての土台作りの場をつくってくださいました、あさま耳鼻咽喉科医院　浅間洋二先生、スタッフの皆様、栄養指導に協力してくださった皆様、そして、辛抱強く付き合ってくださった幻冬舎メディアコンサルティング　伊藤英紀さん、山口真依さん、能村直樹さんはじめ、スタッフの皆様、黒坂真由子さん、私をいつも支えてくれている友人、家族。とてもここには書ききれませんが、本書に関わってくださったすべての方々に感謝します。そして本書を読んでくださったあなたにも心からの感謝を申し上げます。

私もまだまだ子育ての最中です。毎日いろいろなことに悩む気持ちは痛いほど分かります。でも、それは頑張っている何よりの証拠。

皆さんが子育てに悩んだとき、不安に思ったとき、この本がほんの少しのお役に立てるならこんなにうれしいことはありません。

皆さんと一緒に私も「笑顔でのんびりと」。今日もまた、ママ業を頑張っていこうと思います。

最後まで読んでいただき、ありがとうございました。

古谷彰子（ふるたに・あきこ）

博士（理学）。管理栄養士。

アスリートフードマイスター、フードスペシャリスト、上級食育アドバイザー、スキンケアアドバイザー、ChronoManage代表。早稲田大学時間栄養学研究所 招聘研究員、愛国学園短期大学 非常勤講師、（株）アスリートフードマイスター 認定講師としても勤務する。「時間」という観点から、医学・栄養学・調理学の領域にアプローチすることを専門とし、科学的根拠を基にしたライフスタイルへのアドバイス、実体験を基にした食育活動や講演活動、料理教室も開催している。自身も1児の母であり、子育てのなかで得た知見を自らの研究に活かしている。

本書についての
ご意見・ご感想はコチラ

「時間《じかん》」×「食事《しょくじ》」で賢《かしこ》い子《こ》が育《そだ》つ！
簡《かん》単《たん》・最強《さいきょう》子《こ》育《そだ》て

2020年12月11日　第1刷発行

著　者　古谷彰子
発行人　久保田貴幸

発行元　株式会社 幻冬舎メディアコンサルティング
〒151-0051　東京都渋谷区千駄ヶ谷4-9-7
電話 03-5411-6440（編集）

発売元　株式会社 幻冬舎
〒151-0051　東京都渋谷区千駄ヶ谷4-9-7
電話 03-5411-6222（営業）

印刷・製本　瞬報社写真印刷株式会社
装　丁　三浦文我

検印廃止

Printed in Japan
ISBN 978-4-344-93082-7 C0037
幻冬舎メディアコンサルティングHP
http://www.gentosha-mc.com/